O FIM DA INFLAMAÇÃO

Sandra Moñino

O FIM DA INFLAMAÇÃO

Um plano totalmente natural para recuperar a saúde, retardar o envelhecimento e se sentir melhor do que nunca

Tradução
Diana Margarita Sorgato dos Santos

Rio de Janeiro, 2025

Copyright © 2024 por Sandra Moñino. Todos os direitos reservados.
Copyright da tradução © 2025 por Casa dos Livros Editora LTDA.
Todos os direitos reservados.

Título original: *Adiós a la inflamación: cómo prevenir y tratar enfermedades, retrasar el envejecimiento y perder peso*

Todos os direitos desta publicação são reservados à Casa dos Livros Editora LTDA. Nenhuma parte desta obra pode ser apropriada e estocada em sistema de banco de dados ou processo similar, em qualquer forma ou meio, seja eletrônico, de fotocópia, gravação etc., sem a permissão dos detentores do copyright.

COPIDESQUE	Gabriela Colicigno
REVISÃO	Aline Graça e Isadora Prospero
DESIGN DE CAPA	Eduardo Foresti | Foresti Design
IMAGENS	Shutterstock e Freepik
ILUSTRAÇÃO DA PÁG. 92	Dreamstime
GRÁFICO DA PÁG. 131	© Tatiana Calderón Brocal
DIAGRAMAÇÃO	Johannes C. Bergmann

Dados Internacionais de Catalogação na Publicação (CIP)
(Câmara Brasileira do Livro, SP, Brasil)

Moñino, Sandra
O fim da inflamação: um plano totalmente natural para recuperar a saúde, retardar o envelhecimento e se sentir melhor do que nunca / Sandra Moñino; tradução Diana Margarita Sorgato dos Santos. – Rio de Janeiro: HarperCollins Brasil, 2025.

Título original: *Adiós a la inflamación: cómo prevenir y tratar enfermedades, retrasar el envejecimiento y perder peso*
ISBN 978-65-5511-660-1

1. Alimentação saudável 2. Dietas – Obras de divulgação 3. Doenças – Prevenção 4. Inflamação 5. Saúde I. Título.

Índice para catálogo sistemático:

25-247143   CDD-613.2

1. Alimentação e saúde: Promoção da saúde   613.2
Eliane de Freitas Leite – Bibliotecária – CRB 8/8415

HarperCollins Brasil é uma marca licenciada à Casa dos Livros Editora LTDA.
Todos os direitos reservados à Casa dos Livros Editora LTDA.

Rua da Quitanda, 86, sala 601A – Centro
Rio de Janeiro/RJ – CEP 20091-005
Tel.: (21) 3175-1030
www.harpercollins.com.br

Para todas as pessoas que sofrem em silêncio.

Para Alberto ♥.

Para meus pais, Mari e Rafa.

Para minha irmã, Maria.

Para meus avós... Abuelita ★.

Para minhas lindas pacientes e para a equipe por trás da Nutriciónate.

E para mim mesma.

SUMÁRIO

INTRODUÇÃO	13
1. A TEMIDA INFLAMAÇÃO CRÔNICA	19
Excesso de medicamentos	26
Sedentarismo	29
Disruptores endócrinos	30
Estresse	32
Falta de luz solar	34
Falta de descanso	35
2. FAZER DIETA NOS INFLAMA	39
Adaptação metabólica: a estratégia do corpo para não sofrer com as dietas restritivas	43
O dinheiro move tudo?	47
3. O AÇÚCAR NOS ADOECE	51
Como o açúcar é metabolizado	54
Não nos deixemos enganar	56
4. A FOME EMOCIONAL E OS ADOÇANTES NÃO NOS DEIXAM EMAGRECER	63
A fome que gera ansiedade	68
5. A MICROBIOTA E SUA CONEXÃO COM O CÉREBRO	75
Nossa microbiota começa a se formar na gestação	81

É possível mudar a predisposição genética por
meio da alimentação · 83

6. DISBIOSE INTESTINAL E SUAS CONSEQUÊNCIAS · · · · · · · 87
Má absorção de nutrientes · 90
Permeabilidade intestinal · 91
Reações alimentares · 99
Síndrome do intestino irritável · 102
Doenças inflamatórias intestinais · 103
Diverticulite · 105

7. A SAÚDE ESTÁ EM NOSSAS MÃOS:
DOENÇAS AUTOIMUNES E CÂNCER · 107
Tireoidite de Hashimoto, a grande desconhecida · · · · · · · · · · · 113
Doença celíaca · 115
Esclerose múltipla · 120
O câncer e o que precisamos saber sobre ele · · · · · · · · · · · · · · · 123

8. OS HORMÔNIOS NOS REVOLUCIONAM · 127
O ciclo menstrual · 130
Desconfortos menstruais e desequilíbrio hormonal · · · · · · · · 134
Menopausa · 136
Preparar o corpo para as fases importantes da vida · · · · · · · · 143

9. O COLESTEROL, AS DOENÇAS CARDIOVASCULARES
E A INFLAMAÇÃO · 147
Nem todo o colesterol que ingerimos é absorvido · · · · · · · · · · · 153

10. A ALIMENTAÇÃO ANTI-INFLAMATÓRIA · 157
Princípios básicos · 162
O que devemos priorizar ou reduzir para melhorar a saúde? · · 165

11. ALIMENTAR A MICROBIOTA E PERDER PESO — 193

Probióticos, os microrganismos que se instalam no corpo — 196
Prebióticos, os alimentos perfeitos para a microbiota — 200
Menos cápsulas e mais alimentos — 202
Qualidade é mais importante que quantidade — 204

12. HÁBITOS ANTI-INFLAMATÓRIOS — 209

Não cozinhar os alimentos em excesso — 211
Evitar picos de glicose — 212
Não beber líquidos com as refeições — 213
Comer com calma — 214
Manter os níveis de vitamina D — 215
Descansar — 219
Praticar exercícios de força e cárdio — 219
Fazer as pausas metabólicas de que o fígado precisa — 220
O jejum intermitente — 225

RECEITAS ANTI-INFLAMATÓRIAS — 229

CONCLUSÃO — 249

AGRADECIMENTOS — 253

Introdução

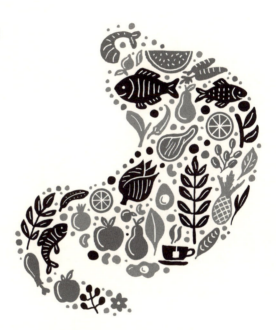

Dificuldade para perder peso, distensão abdominal, desconforto digestivo, gases, dores de cabeça frequentes, insônia... Isso soa familiar? Esses são os principais sinais de inflamação. A maioria da população sofre de inflamação crônica sem saber. Hoje, é algo muito comum por estar intimamente relacionado ao estilo de vida que levamos.

No início das consultas, sempre pergunto aos pacientes como acham que se alimentam, e a resposta é semelhante: acreditam que o fazem bem, mas a realidade é que estão longe disso. Há muita desinformação a respeito desse tema. Bom, eu também diria que há um excesso de informação, concorda? Todo mundo fala sobre nutrição, mas cada pessoa tem uma opinião. Alguns recomendam pão de centeio, outros, pão de trigo sarraceno; há quem diga que as farinhas são o próprio diabo e há aqueles que garantem que não podemos viver sem elas.

São tantos mitos e tanta informação que qualquer um fica louco: "Ovos aumentam o colesterol"; "não coma frutas à noite porque engordam"; "elimine as batatas se quiser perder peso"; "uma taça de vinho por dia faz bem ao coração"; "consuma leite desnatado"; "o queijo é proibido para quem quer perder peso". E, se você pesquisar na internet como perder peso, verá que cada página diz uma coisa diferente.

Até os livros escolares estão desatualizados! Tenho visto livros que recomendam priorizar o consumo de farinhas refinadas em vez de frutas. Como é possível que não recebamos uma boa formação sobre algo que tem um impacto tão direto na saúde?

E ficamos ainda mais confusos quando vamos às compras. É muito fácil encontrar os típicos biscoitos ricos em fibras que reduzem o colesterol, mas a verdade é que eles estão cheios de ingredientes pró-inflamação com o efeito oposto. O dinheiro move tudo. Devido às diferentes estratégias de marketing que veremos mais adiante e ao excesso de informação disponível sobre a alimentação, estamos cada vez mais confusos e mais inflamados.

Outro ponto pertinente à inflamação é que relacionamos uma alimentação saudável a dietas rígidas que não temos vontade de fazer. Associamos uma alimentação pouco saudável a algo divertido, saboroso e mais normalizado. Isso nos deixa mais inclinados a uma alimentação "normal" e as dietas ficam só para quando precisamos perder peso.

Gostaria que todos soubessem a verdade sobre comer de forma saudável por meio de uma alimentação variada, nutritiva, saciante e divertida, que nos faça sentir bem e seja fácil de manter em nossa rotina. Dessa forma seria possível enxergá-la como o que ela é: um maravilhoso processo de aprendizagem, autocuidado, entusiasmo e amor-próprio.

Não há um dia que eu não agradeça ao destino por ter me trazido onde estou. Descobrir o significado da inflamação foi um divisor de águas. Graças a isso, consegui muito mais dos meus pacientes do que jamais poderia ter imaginado. Reverter doenças crônicas, reduzir o uso de medicação, eliminar sintomas de patologias, melhorar a qualidade de vida, perdas de peso a longo prazo que pareciam impossíveis e um longo *et cetera*. É incrível o que se pode conseguir com uma dieta anti-inflamatória.

Espero que você leia este livro com atenção e que abra sua mente para a mudança, pois garanto que a nutrição é a medicina do futuro.

Desinflame-se comigo!

1. A temida inflamação crônica

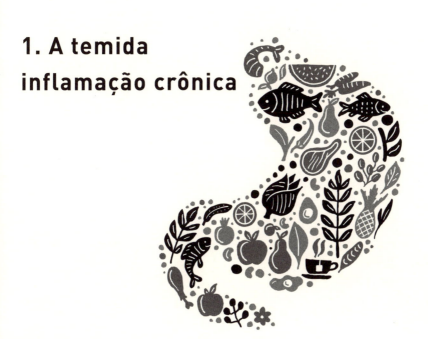

A cada dia vejo mais casos de pacientes que estão inflamados há muitos anos e não sabem disso. Essa inflamação lhes causa doenças que provocam dores e desconfortos diários, mantidos mais ou menos sob controle graças a medicamentos. Além disso, sempre que pergunto, dizem que nunca foram orientados a respeito de uma dieta anti-inflamatória nem sobre os hábitos que poderiam adotar para melhorar os sintomas e até reduzir o uso da medicação. Pois bem, por trás de cada patologia existe uma inflamação crônica que, se resolvida, resultaria em uma grande melhora. Como é possível que não sejamos alertados acerca de algo tão importante? Sempre digo que não devemos nos contentar em tomar fármacos para dor ou para tratar uma doença, mas que devemos investigar muito mais a fundo as causas das patologias, uma vez que elas podem ser prevenidas, atenuadas e tratadas mediante hábitos anti-inflamatórios. Para isso, primeiro precisamos saber o que é a inflamação.

Quando pensamos na inflamação em geral, visualizamos o edema causado por uma pancada em um dedo ou o inchaço abdominal após a refeição, mas não imaginamos que por trás de uma enxaqueca ou de uma diarreia também possa haver um corpo inflamado. Podemos sofrer inflamação em todos os órgãos do corpo, e os sintomas podem tomar múltiplas formas, como detalharemos mais adiante.

A inflamação é um processo natural, uma resposta do organismo àquilo que ele considera um ataque. O sistema imunológico se encarrega de organizar essa defesa, identificando e enviando milhares de células ao local onde o dano está sendo causado para evitar que sejamos ainda mais afetados. A inflamação seria o resultado desse acúmulo de células em determinado local do corpo.

Quando sofremos uma pancada no braço, rapidamente verificamos que a área fica vermelha, roxa ou inchada. Como expliquei, essa ação é organizada pelo sistema imunológico, que nos protege de um dano maior por meio da inflamação aguda, uma inflamação momentânea que pode durar horas, dias ou semanas no máximo. Isso prova que a inflamação é um sistema de proteção muito necessário, sendo um processo importante para evitar danos mais graves, além de sinalizar que o sistema imunológico estará pronto para responder sempre que necessário. O processo inflamatório deixa de ser positivo quando sua duração se prolonga, o que chamamos de inflamação crônica.

Quando ouvimos a palavra "crônica" ficamos assustados, pensando em algo permanente, incurável. O mais impactante, porém, é que a maioria de nós sofre, sofreu ou sofrerá processos inflamatórios crônicos. E que, dependendo da gravidade e da resposta da pessoa que sofre da inflamação, outras patologias crônicas podem se desenvolver. Por isso, é importante saber identificar e começar a tratar as inflamações o quanto antes.

> Para desenvolver uma doença crônica, é preciso antes ter sofrido uma inflamação crônica.

A inflamação crônica nem sempre é visível, mas é sentida e sofrida de forma constante. O problema disso é que nem sempre associamos os sintomas à inflamação. Por exemplo, muitas pessoas vão ao médico com infecções urinárias recorrentes e são aconselhadas a tomar antibióticos mês após mês, sem que lhes perguntem mais sobre hábitos alimentares ou outros sintomas. Porém, essas infecções podem ser um sinal ou indício de inflamação, assim como acontece com as dores menstruais ou com as dores de cabeça. Os sintomas são normalizados, ignorados ou tratados de forma superficial com medicamentos que simplesmente acalmam a dor ou curam a infecção de forma pontual ao invés de tratar a origem do problema.

A persistência prolongada e a falta de tratamento adequado desses sintomas tornam as doenças crônicas, como a diabetes, por exemplo, mais frequentes, e a porcentagem da população afetada por elas aumenta progressivamente. O mais preocupante é que esses problemas se manifestam cada vez mais cedo, com o número de crianças afetadas se multiplicando a cada ano. Isso se deve aos hábitos pró-inflamatórios cada vez mais comuns na vida moderna.

Outras doenças crônicas muito frequentes são as cardiovasculares, como a hipercolesterolemia, a hipertensão e a hipertrigliceridemia. Hoje em dia, elas são a principal causa de morte na Espanha. A obesidade e o sobrepeso também estão aumentando, uma vez que a inflamação dificulta muito a perda de peso (o capítulo 2 se aprofunda nesse assunto).

Outras patologias causadas pela inflamação, embora pareça difícil de acreditar, são o câncer, a ansiedade, a depressão, os desequilíbrios hormonais como a síndrome dos ovários policísticos (SOP), o hiper e hipotireoidismo, os cistos ovarianos, os miomas, a endometriose, os distúrbios digestivos como a disbiose e a permeabilidade intestinal, as doenças autoimunes como a fibromialgia, a esclerose múltipla, a tireoidite, a artrite reumatoide e a psoríase, entre outras.

> Sim, todas essas patologias poderiam ser evitadas se não houvesse inflamação crônica no corpo.

Tenho certeza de que você está pensando que muitas dessas doenças são exclusivamente genéticas e que não há nada a ser feito para evitá-las. A verdade é que podemos mudar essa predisposição e evitar que elas se desenvolvam ao reduzir a inflamação. E agora você deve estar se perguntando: Como saber se estamos inflamados? Quais são as causas da inflamação? Como podemos evitar a inflamação? As dúvidas são muitas. Mas fique tranquilo, todas serão respondidas.

Partindo do pressuposto de que a maioria da população está inflamada, vamos começar pelos sinais de inflamação que podem levantar suspeitas:

- Fadiga constante. Aquele cansaço que não nos permite render no dia a dia, a sensação de peso nas extremidades, a dificuldade para acordar de manhã e a sensação de não ter descansado.
- Insônia. A dificuldade para conciliar o sono, ter pesadelos recorrentes e acordar no meio da noite com frequência.
- Névoa cerebral ou falta de concentração.
- Alergias ou congestão. Nariz entupido, espirros e coceira na garganta, principalmente nas primeiras horas da manhã.

- Problemas intestinais como diarreia, prisão de ventre, gases, refluxo, entre outros que muitas vezes nos impedem de viver normalmente.
- Infecções urinárias ou candidíase frequentes e recorrentes.
- Acne, urticária, eczema ou vermelhidão na pele.
- Herpes, inflamação nas gengivas, aftas etc.
- Sistema imunológico debilitado, ou seja, estar constantemente doente, contaminando-se com uma infecção/bactéria após a outra.
- Dores de cabeça frequentes ou enxaquecas.
- Ganho de peso e dificuldade para perdê-lo.
- Distensão abdominal (inchaço), principalmente após as refeições.
- Desequilíbrios hormonais, como menstruação atrasada, dores intensas, menopausa precoce, pelos faciais, queda de cabelo etc.
- Dores articulares e musculares.
- Infertilidade e problemas durante a gravidez.

Podemos apresentar esses sintomas ocasionalmente, mas quando são frequentes e impedem uma vida cotidiana normal, é certo que estamos lidando com uma inflamação. Mas como é possível que tantas pessoas estejam inflamadas com todos os avanços que temos hoje? A verdade é que, por maiores que sejam os avanços, faltam informações claras que promovam a mudança de hábitos.

A alimentação pró-inflamatória (rica em açúcar, produtos processados, gorduras vegetais hidrogenadas, farinhas refinadas ou álcool) é a principal razão para o aumento progressivo da inflamação crônica ao longo do tempo, mas outros fatores também interferem e precisam ser destacados, como o excesso de medicamentos, o sedentarismo, os disruptores endócrinos, o estresse e a falta de luz solar e de descanso.

EXCESSO DE MEDICAMENTOS

É raro a pessoa que não carrega um ibuprofeno ou um paracetamol na bolsa, pois este é um hábito já arraigado em nossa rotina. Assim que percebemos um leve desconforto, tomamos algo para evitar que piore, ou, em muitas ocasiões, como prevenção para não estragar aquele encontro com os amigos.

Estamos deprimidos? Tomamos antidepressivos. Estamos sobrecarregados? Ansiolítico. Espirramos? Anti-histamínico. Algo está nos incomodando? Ibuprofeno ou paracetamol. Nenhum desses medicamentos resolverá de verdade o problema, já que os sintomas estão ali por um motivo, seja uma alergia ou uma preocupação cotidiana. Porém, a visão atual da medicina nos faz acreditar que tudo se resolve com rapidez e sem esforço, e isso não é verdade.

> Certa noite, num local ao ar livre, uma amiga me perguntou se eu estava bem. Respondi que estava sentindo umas pontadas no ouvido e, imediatamente, três das dez pessoas do nosso grupo me ofereceram ibuprofeno ou paracetamol. Disse a elas que ia esperar para ver como a dor progrediria porque talvez fosse

pontual e passasse sozinha. Todos me aconselharam a mesma coisa: para não esperar até piorar e que, além disso, eu deveria optar pelo medicamento mais forte, com o efeito mais rápido, para não estragar nossa noite. Respondi que não gostava de me automedicar, muito menos depois de uma taça de vinho. Começaram a rir dizendo que tinham ibuprofeno no corpo e estavam bebendo, e que já tinham feito isso até mesmo com antibióticos.

Realmente não temos consciência do dano que podemos causar ao nosso corpo com esses maus hábitos. O uso indevido e abusivo de fármacos é muito perigoso devido ao efeito direto em nossa microbiota ou flora bacteriana, mas misturá-los com álcool pode causar danos mais graves, como úlceras e intoxicação.

Isso sem falar dos antibióticos! A Organização Mundial da Saúde (OMS) declarou que em 2030 enfrentaremos uma ameaça extremamente grave devido à resistência que estamos desenvolvendo aos antibióticos. É importante utilizá-los quando necessário, já que salvam vidas, mas seu consumo é abusivo na maioria dos casos.

Há algum tempo tive uma crise de ansiedade devido a um momento de estresse e fui ao médico porque vinha sentindo pontadas no peito há vários dias — evidentemente, não sabia que se tratava de ansiedade.

Quando expliquei o que estava acontecendo comigo, sem nem olhar em minha cara, ele disse que eu tinha que tomar antibiótico durante sete dias e ibuprofeno a cada sete horas. Perguntei-lhe por que havia me receitado isso sem ao menos ter me examinado, e ele me garantiu que só podia ser uma infecção. Obviamente não tomei os remédios e pedi uma segunda opinião. Foi então que, descartando todo o resto, constatamos que era ansiedade.

Essa é uma das situações mais frequentes hoje e não é brincadeira. É importante estar consciente do perigo de abusar de antibióticos. Uma pergunta que pode nos dizer muito sobre um paciente é quantas vezes ele já tomou antibiótico na vida. Quanto maior a exposição a eles, menor a diversidade de bactérias no corpo, e pior a resposta do sistema imunológico, gerando inflamação e aumentando a probabilidade de desenvolver doenças, principalmente autoimunes.

Os antiácidos, como são chamados os protetores estomacais, também são alguns dos medicamentos mais consumidos, e recorremos a eles para tudo — para que a comida não nos faça mal, para evitar a ressaca e até para prevenir ou tratar o desconforto digestivo. Todos os medicamentos têm sua utilidade e sempre há alguém que realmente precisa deles, mas não podemos nos automedicar quando conveniente.

A cada dia me deparo com mais pessoas consumindo esse tipo de fármaco prescrito por médicos — nem todos receitam — para tentar resolver os problemas digestivos. Problemas classificados como síndrome do intestino ou cólon irritável, que, na verdade, mais do que uma doença, são sintomas de desequilíbrio no sistema digestivo. Se os médicos veem melhora no paciente, muitas vezes mantêm o uso durante anos, até mesmo durante a vida toda, e é aí que começam os verdadeiros problemas.

As glândulas do estômago liberam ácido clorídrico, necessário para decompor os alimentos numa das primeiras fases da digestão. A elevada acidez natural do estômago é positiva, pois age como uma barreira contra infecções, eliminando grande parte das bactérias que podem nos fazer mal. O uso prolongado de um protetor estomacal reduz muito essa acidez natural, gerando inflamação pela necessidade de esforço extra para digerir os alimentos e ocasionando má absorção de nutrientes no intestino delgado, além de desequilibrar a microbiota, levando ao desenvolvimento de bactérias como a *Helicobacter pylori* ou ao supercrescimento bacteriano (SCBID), que nos afetam negativamente.

> Não se automedicar e garantir o consumo correto de medicamentos regularmente é imprescindível para evitar inflamações e manter a microbiota e o sistema imunológico em perfeitas condições.

SEDENTARISMO

Como sempre digo, o exercício físico é a melhor vitamina que podemos tomar. A época em que vivemos foi projetada para sermos sedentários. Antes, quando não existiam celulares, computadores e videogames, era preciso pedir para as crianças ficarem quietas um pouco, pois, do contrário, passariam o dia todo correndo e brincando na rua. Porém, hoje, a menos que estejam matriculadas em alguma atividade extracurricular, elas não se movimentam. E se isso ocorre com as crianças, os adultos estão em um nível ainda pior.

Minha vida, por exemplo, é muito sedentária. Trabalho em casa sentada numa cadeira com o computador e o celular. Fiz isso por vários anos até perceber que ficava cansada ao subir uma simples ladeira. Decidi praticar exercícios e comecei a caminhar após o trabalho. Foi ótimo e me senti motivada a continuar porque a cada dia me sentia mais forte. No entanto, precisava de mais.

Não sei se você sabe que o exercício de força é essencial para a saúde e para a perda de gordura. Comecei fazendo treinamento funcional em grupo pelas manhãs e sigo até o momento, pois é algo que me motiva e de que gosto bastante. É verdade que nunca tenho vontade de ir quando acordo (para que mentir?), já que sempre parece haver algo mais importante a ser feito. Mas justamente esses dias em que não sinto vontade de fazer nada, e vou mesmo assim, que são os melhores, os que superam minhas expectativas e me fazem repetir os exercícios três vezes por semana. É uma questão de priorizar e amar a si mesmo. Encontre um espaço na agenda e tome essa vitamina tão necessária, mesmo que no início sejam apenas quinze minutos por dia. Leve o tempo necessário e encontre um esporte que traga motivação e que combine com você, sem punições, rejeições ou medos. Todos já passamos por isso e garanto que, quando essa parte estiver sob controle, você sentirá orgulho do que alcançar, e o mesmo ocorrerá com a alimentação.

DISRUPTORES ENDÓCRINOS

Com esse nome tão estranho me refiro às toxinas e poluentes aos quais estamos expostos. Como o nome bem diz, são capazes de alterar o sistema hormonal e provocar inflamação, problemas reprodutivos ou alterações no sistema imunológico, entre outras coisas. Os disruptores mais comuns são o bisfenol A — uma substância encontrada em plásticos —, o alumínio ou os metais pesados, os pesticidas, os herbicidas, os parabenos, os aromatizadores de ambiente... E a melhor forma de evitá-los é reduzindo a exposição a eles. Para isso, devemos tomar algumas medidas:

- Optar por produtos de limpeza doméstica e higiene pessoal mais naturais, aprendendo a ler os rótulos e tendo em mente que limpar em excesso não significa limpar melhor. Podemos usar produtos como o bicarbonato de sódio, o vinagre, o percarbonato ou o sabão natural para a limpeza da casa, e sabonete neutro, xampu orgânico, óleo de coco ou cremes dentais naturais para o cuidado pessoal.

- Evitar o consumo de plásticos, principalmente na cozinha, ao aquecer ou armazenar alimentos, pois essas toxinas ficam impregnadas nos alimentos, podendo ser ingeridas. Dar preferência a recipientes de vidro e talheres de madeira ou de aço inoxidável.

- Não usar colônias, aromatizadores de ambiente ou produtos com cheiro muito forte. Substituir por óleos essenciais ou plantas naturais pode funcionar muito bem.

- Preferir tecidos de algodão, linho ou lã, principalmente nos pijamas, lençóis, cobertores, toalhas, roupa íntima e roupas do dia a dia.

- Evitar frigideiras antiaderentes e utilizá-las somente quando necessário, garantindo que o componente antiaderente seja o mais natural (que não contenha Teflon), pois, quando riscado, ele fica nos alimentos. Optar sempre por panelas de vidro, cerâmica ou aço inoxidável.

- Escolher frutas e verduras locais, sazonais e orgânicas para evitar pesticidas, praguicidas ou fungicidas.

Devemos fazer as mudanças de forma progressiva e sem obsessão, pois nosso corpo está preparado para eliminar essas toxinas. O problema é que nos expomos demais a elas, e, ao mesmo tempo, devido à alimentação que adotamos e ao excesso de digestões que fazemos, nossos órgãos perdem a capacidade de eliminá-las corretamente — o que veremos de forma mais detalhada no capítulo 12, quando falarmos da ação do fígado no processo de desintoxicação.

ESTRESSE

É essencial aprender a lidar com o estresse. Eu sei que é complicado porque muitas vezes a própria vida já é estressante, mas devemos mudar a forma como encaramos as coisas. É muito importante tentar enxergar os problemas como desafios e a vida de maneira mais positiva. É uma mudança que todos devemos fazer, acredite, pois seríamos muito mais felizes. O segredo está na organização: sempre existe uma solução ou uma visão melhor para superar uma dificuldade.

Os principais motivos pelos quais as pessoas abandonam as dietas ou nem sequer as iniciam são a falta de tempo e o estresse. Sempre digo que complicar ainda mais a vida das pessoas não é uma boa opção. Devemos fazer o contrário, tornando a vida delas mais fácil. Por exemplo: propondo uma refeição para toda a família com lista de compras e cardápio organizado, sem a necessidade de pesar alimentos e com receitas que motivem as pessoas a manterem sua dieta, sem passar fome e desfrutando de uma alimentação saudável.

Com isso, ganharemos tempo e a única coisa a fazer é preparar as refeições. Ao ter o cardápio organizado por dias e semanas, é possível inclusive adiantar o preparo dos alimentos com o *batch cooking*, técnica que permite preparar várias receitas ao mesmo tempo e armazená-las corretamente para serem consumidas nos dias seguintes.

Também é imprescindível ser consciente do que se come. Muitas vezes comemos com tanta pressa que, antes de perceber, já terminamos o prato sem sequer apreciar o sabor ou textura. É por isso que, quando nos perguntam o que comemos dois dias atrás, precisamos parar para pensar e, às vezes, nem lembramos, porque não temos consciência do que estamos fazendo. Sempre comemos falando de problemas, assistindo à TV ou olhando para a tela do celular. Meu conselho é que nos sentemos à mesa, coloquemos no prato todos os alimentos que iremos comer organizados da melhor forma, e apreciemos a refeição prestando atenção a cada mordida, mastigando bem e saboreando alimentos e ingredientes. A cada bocado, devemos deixar os talheres na mesa e respirar, pensando na sorte que temos de poder desfrutar daquele alimento e nos nutrientes que estamos fornecendo ao corpo para ficar cada vez mais saudáveis.

Mais adiante falaremos sobre como o que comemos pode afetar, de forma positiva ou negativa, nosso humor, ansiedade ou estresse.

> O intestino é nosso segundo cérebro, e é muito importante conhecê-lo, porque uma alimentação saudável e consciente nos fará mais felizes.

FALTA DE LUZ SOLAR

A falta de luz solar é e continuará sendo uma das principais causas das doenças autoimunes no futuro, a menos que seja dado um fim nisso. Há muitos anos escutamos o quanto o sol é prejudicial, mas nunca nos dizem que os benefícios que ele traz são muito mais relevantes.

O sol só é prejudicial quando nos expomos a ele de forma inadequada. Se evitarmos sua luz durante o ano todo, e, quando o verão chegar, nos expusermos para pegar um pouco de cor, ele queimará nossa pele, mesmo com o uso de protetor solar, uma vez que este protege apenas as camadas externas do tecido. Porém, se criarmos o chamado calo solar, o sol será sempre nosso melhor aliado.

O calo solar é criado ao expor a pele ao sol por curtos períodos ao longo do ano — mesmo que você não o veja por causa das nuvens, não se preocupe, a radiação solar ainda chegará até você. Quinze minutos por dia, principalmente nas extremidades do corpo, são suficientes para começar a notar os benefícios, como aumento dos níveis de vitamina D (uma vitamina, ou melhor, um hormônio essencial para a saúde, que regula a inflamação e favorece a resposta do sistema imunológico), melhoria do humor e redução do estresse, sono regulado e de qualidade, aumento na energia e na concentração, apetite e metabolismo mais regulados, entre outros — falaremos mais sobre a relação entre o sol e a vitamina D no capítulo 12, onde conheceremos seus efeitos positivos sobre nossa saúde. É fundamental que nos exponhamos à luz do sol todos os dias.

FALTA DE DESCANSO

Hoje lidamos com muitos problemas relacionados ao sono e ao descanso. São poucas as pessoas que dormem as sete ou oito horas recomendadas para manter uma boa saúde, e não porque não queiram, mas porque a insônia é cada vez mais frequente. A qualidade e a duração do sono estão intimamente relacionadas aos processos inflamatórios, e a falta de descanso e os despertares noturnos podem contribuir para o desenvolvimento da inflamação crônica. E isso tem explicação:

- Durante o sono, o corpo regula o sistema imunológico. Sem um bom descanso, seu funcionamento correto fica comprometido, assim como o combate à inflamação.

- A falta de descanso tem sido associada à produção de citocinas inflamatórias.

- Está comprovado que as pessoas que têm um sono mais reparador e dormem pelo menos sete horas por noite conseguem manter os picos de glicemia no sangue mais estáveis, fato essencial para que o corpo se mantenha desinflamado.

- O sono contribui para a modulação do estresse, que já sabemos ser um dos principais fatores de inflamação.

Como explicado na seção anterior, o sol regula e melhora o descanso. Quando a luz solar penetra pela retina, o corpo gera melatonina, o hormônio que concilia o sono. Além disso, o sol é responsável por orientar nosso relógio interno (o ciclo circadiano) e assim as células podem saber quando é dia e quando é noite. Por isso é tão importante ver a luz do sol ao amanhecer e ao anoitecer, ainda que pareça bobagem, de forma que o organismo perceba a chegada da noite e se prepare para isso.

Uma das principais causas da insônia são as luzes artificiais que utilizamos em casa. Elas devem ser o mais brandas possível, porque, assim como a luz solar ajuda na produção de melatonina, as luzes artificiais a impedem. O mesmo acontece com as luzes de aparelhos eletrônicos como celulares, televisão, computadores... Elas impedem a produção de melatonina, por isso é fundamental evitá-las para um bom descanso.

> Uma alternativa às luzes azuis podem ser as velas, as luzes vermelhas, os filtros de luz vermelha em dispositivos ou os óculos com lentes vermelhas, pois diminuem a interferência nos ciclos circadianos e na qualidade do sono.

Outra coisa que também afeta o descanso é jantar muito tarde. O corpo não está preparado para fazer uma grande digestão quando a noite chega, pois as células sabem que é hora de descansar e retardam a digestão, nos deixando ativos. O mais adequado seria comer apenas quando a luz solar estiver presente e jejuar quando não estiver. Os horários de trabalho muitas vezes impedem que jantemos cedo, mas uma dica é trocar o lanche da tarde, geralmente feito para aguentar até a refeição noturna, pelo jantar.

A atividade física também influencia no descanso. Devemos tentar praticar exercício durante o dia e evitar fazê-lo muito tarde, ou podemos acabar mais ativos que o necessário. O ideal é que o exercício seja feito ao amanhecer.

O magnésio é um mineral essencial para gerar melatonina, de forma que nossa alimentação deve incluir oleaginosas, abacate, sementes ou cacau, desde que o organismo não tenha nenhuma intolerância a esses alimentos. Caso haja algum tipo de intolerância, é possível considerar a suplementação com magnésio, quando necessário.

LEMBRE-SE:

A inflamação pode ser uma aliada se nosso corpo estiver em bom estado de saúde e se mantivermos bons hábitos.

A inflamação crônica é responsável pela maioria das patologias mais comuns na atualidade.

Se desenvolvemos uma patologia é porque o corpo já sofreu uma inflamação crônica.

Não devemos normalizar sinais ou sintomas como os que mencionamos nem os camuflar com a ingestão de medicamentos.

Seguir uma dieta pró-inflamatória, em conjunto com fatores como sedentarismo, falta de descanso, excesso de medicamentos ou falta de luz solar é a principal causa das inflamações crônicas.

Com a mudança desses hábitos e a adoção de uma alimentação anti-inflamatória, é possível reduzir a inflamação crônica.

2. Fazer dieta nos inflama

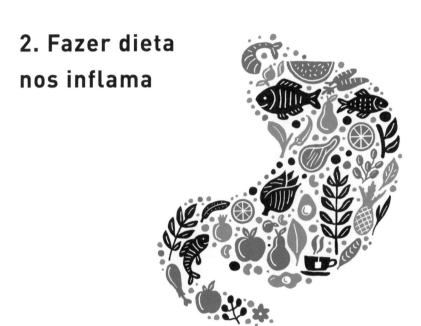

Todo mundo acha que sabe de nutrição. Seja cabeleireiro, açougueiro, médico, fisioterapeuta, dentista ou até a sua mãe, todos têm um conselho nutricional para dar, todos completamente diferentes uns dos outros. Mas uma coisa em que provavelmente todo mundo acaba concordando é que, para perder peso, basta fechar a boca e praticar mais exercícios físicos. E eu garanto que isso pode funcionar por um curto período, mas não a longo prazo. Conheço gente que não come quase nada e ganha peso mesmo assim. Por que isso acontece? Se o segredo fosse comer menos, essas pessoas estariam magras, o que significa que essas crenças não são reais.

Para perder peso não basta reduzir as calorias diárias ingeridas nas refeições. Além disso, você pode não saber, mas o ganho de peso acontece porque cada pessoa é capaz de absorver mais ou menos gordura das calorias que consome dependendo da inflamação em seu corpo e de sua microbiota intestinal.

> Sim, um filé de peito de frango pode engordar mais a mim do que a você, mesmo sendo igual e preparado da mesma forma.

Devemos valorizar os alimentos por suas propriedades, não pelas calorias ou energia que fornecem. Basta um exemplo: uma maçã e uma colher de sopa (20 g) de natilla (doce tradicional da Espanha) têm aproximadamente as mesmas calorias, mas isso não significa que sua ingestão seja equivalente, já que a maçã tem uma infinidade de propriedades e atua como prebiótico, alimentando as bactérias boas do nosso corpo, que nos beneficiam e ajudam a promover a desinflamação natural — falaremos disso nos próximos capítulos. Por outro lado, a natila é o alimento perfeito para que as bactérias nocivas continuem se desenvolvendo, se reproduzindo e provocando inflamação, ou seja, impedindo ou dificultando a perda de peso.

Quando alguém quer perder peso, quer que isso aconteça rapidamente, pois acredita que vai precisar passar fome e vê essa situação sob uma perspectiva negativa. Por isso, tende a optar por uma dieta que cause a maior perda de peso no menor tempo possível, as chamadas dietas restritivas. Existem as dietas de *shakes*, de comprimidos ou simplesmente de alimentos específicos, mas todas têm em comum o fato de serem hipocalóricas (ou seja, contêm muito menos calorias do que o necessário), pouco nutritivas (sem as vitaminas e os minerais naturalmente presentes nos alimentos, necessários para uma vida saudável) e inflamatórias, e é esse tipo de dieta que acaba nos devolvendo o peso que perdemos, até mesmo com alguns quilos a mais de presente.

Eu garanto que esse tipo de dieta causa muito mais danos do que você imagina, tanto no aspecto físico (nunca nos enxergaremos tão magros como desejamos, há sempre altos e baixos) quanto no aspecto fisiológico (causando inflamação) e no psicológico (nos fazendo acreditar que a culpa por não perder peso é nossa, que não temos força de vontade, o que causa mais ansiedade).

ADAPTAÇÃO METABÓLICA: A ESTRATÉGIA DO CORPO PARA NÃO SOFRER COM AS DIETAS RESTRITIVAS

Quando realizamos ações como respirar, bombear sangue, aquecer-se, pensar, dormir ou digerir, nosso organismo queima energia: as calorias. Também gastamos energia realizando atividades como subir escadas, caminhar do trabalho para casa ou fazer exercícios físicos. Se seguirmos uma dieta restritiva, passando fome e deixando de fornecer as calorias de que o corpo precisa, ele, que é muito sábio, entrará no modo economia de energia, paralisando muitas das funções que desempenha de forma natural e que queimam calorias. Ao receber tão pouca energia dos alimentos, o corpo vai aproveitá-las ao máximo, sem desperdício, economizando como forma de sobrevivência. Isso se chama adaptação metabólica. O corpo se torna preguiçoso e se adapta a viver com menos energia, ou calorias, paralisando processos naturais de rotina. Com essa informação, fica claro por que pessoas em dietas restritivas passam a ter problemas de sono, sentem mais cansaço, sentem mais frio e não têm ânimo para subir escadas ou brincar com os filhos. Como consequência, quando voltam a ingerir as calorias na proporção anterior, o organismo enlouquece: sobram calorias para todo lado, porque o corpo já estava acostumado a viver com pouca energia e tinha deixado de realizar as funções naturais como o descanso, a termorregulação (se aquecer de forma natural) ou manter-se em atividade. Assim, as calorias que sobram são armazenadas em forma de gordura, gerando um ganho de peso muito maior. Além disso, todo esse tempo passando fome, sem ingerir os nutrientes essenciais e sem a energia necessária, deixa qualquer um ansioso por comer alimentos com alta carga energética, como doces, batatas fritas, *junk food*, alimentos ultraprocessados, a fim de preencher o vazio. Tudo isso é chamado de efeito rebote: a recuperação, com brinde, do peso perdido. O brinde são uns 2 ou 3 quilos que ganhamos pelos danos causados ao corpo e pela inflamação desencadeada. Com esse tipo de dieta, entramos num ciclo do qual é difícil sair, e a figura a seguir é um exemplo do que acontece com a maioria das pessoas.

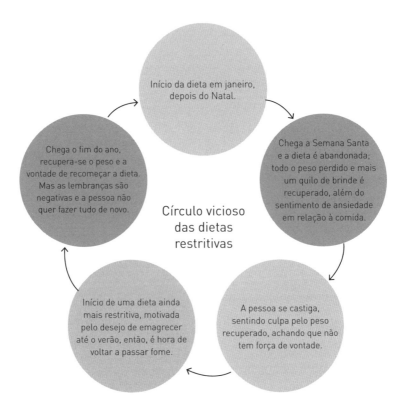

Começamos uma dieta muito restritiva em janeiro, depois dos excessos do Natal, porque "precisamos nos punir por agir tão mal na época de festas". Passamos muita fome e ansiedade, mas somos recompensados com a perda de peso, então continuamos a dieta. Até que chega o fim de semana, quando exageramos comendo tudo o que nos foi proibido durante os outros dias, sem ao menos ter consciência da(s) pessoa(s) com quem estamos desfrutando a refeição, nossa atenção focada no último croquete que ninguém comeu e que dá até vergonha de pegar.

A segunda-feira chega e com ela o sentimento de culpa. É hora de se pesar, e a balança com certeza mostrará "o erro que cometemos". Começamos de novo, passando fome e comendo sempre a mesma coisa: legumes cozidos, salada, peito de frango e peixe grelhado. Nada de batata, pão, massas, azeite, banana, uva, milho e um longo *et cetera*, porque são alimentos proibidos. O corpo já está metabolicamente adaptado a esse tipo de alimentação, já não sentimos tanta fome quanto no início. Naturalmente, sentimos muita exaustão.

A Semana Santa chega e perdemos alguns quilos, por isso dizemos para nós mesmos: "Eu mereço aproveitar, podemos recomeçar em maio!", e comemos em quantidades industriais tudo o que era proibido até então. Devido à adaptação metabólica, começamos a ganhar quilos muito rápido, ficamos muito inflamados e sentimos muita ansiedade. É quando nos perguntamos se valeu a pena tanto sofrimento para voltar, em poucas semanas, ao peso inicial.

Mas queremos vestir as roupas do ano anterior e nos preparar para os biquínis e maiôs no verão, portanto, precisamos perder esses quilos e acreditamos que agora vai dar certo. Reiniciamos o processo e voltamos a cair na mesma situação durante o inverno, e assim sucessivamente, até janeiro do ano seguinte.

Em média, com esses hábitos nocivos, estamos ganhando 2 ou 3 quilos por ano (ou até mais) porque o efeito rebote nos faz ganhar sempre alguns quilos de brinde a cada vez. Isso só aumenta a dificuldade de começar um novo processo de emagrecimento, pela correlação negativa que adquirimos. O pior é que a gordura que ganhamos nesse ciclo de dietas nunca é completamente perdida. Uma vez criados, os adipócitos (as células de gordura) aumentam ou diminuem, mas não desaparecem, de forma que cada dieta restritiva cobra um preço, não apenas acumulando gordura, como também:

- Diminuindo a massa muscular (por não consumir proteínas suficientes e reduzir a atividade física devido à fraqueza causada pela dieta).

- Gerando inflamação (e, com isso, uma maior predisposição a sintomas digestivos e doenças inflamatórias como hepatite, pancreatite, entre outras).

- Enfraquecendo o sistema imunológico (nos deixando mais expostos a sofrer patologias).

- Aumentando a ansiedade por comida (devido a toda a vontade de comer gerada durante o tempo de restrição).

- Sofrendo instabilidade emocional e criando um relacionamento ruim com a comida.

- Desenvolvendo uma visão negativa da alimentação saudável e uma tendência a querer comer de forma pouco saudável.

E voltamos à mesma situação de sempre. Por que, sabendo disso, não mudamos? Bem, porque nem todo mundo sabe disso, e a indústria alimentícia também não está interessada que isso seja de conhecimento geral. Prefere que o consumo de produtos processados continue e que, ao fazer uma "dieta", optemos por produtos zero ou light, criados para que tenhamos mil opções — que não são boas, mesmo que a publicidade nos convença que sim.

O DINHEIRO MOVE TUDO?

Estudei Nutrição e, quando terminei os quatro anos da graduação, os próprios professores disseram que havia pouco trabalho na área. Ninguém estava contratando, então precisaríamos ser autônomos e ganhar a vida por conta própria. No fim, muitos colegas acabaram cursando uma segunda graduação ou trabalhando em outra coisa, porque nem todo mundo quer empreender. Eu não desisti, queria mostrar para a minha família que seria uma boa nutricionista e que tinha valido a pena todo o tempo, estudo, dedicação e dinheiro investidos nessa formação.

Comecei enviando currículos, mas, claro, não tinha experiência. Até que um dia meu celular tocou — era um número desconhecido. Sim! Eu tinha uma entrevista! Nutricionista em farmácias, com carro e telefone da empresa, um salário superior a mil euros mensais por 40 horas semanais e perto de casa. O trabalho perfeito.

Fiz a entrevista e acho que fui mais ou menos bem. Fui sincera. Não tinha experiência, mas tinha uma vontade louca de trabalhar e de aprender cada vez mais. Passei para uma segunda entrevista, definitiva. Lembro bem dela. Eu estava em casa, faltavam duas horas para começar meu turno numa loja de artigos esportivos, um lugar no qual me tratavam muito mal e onde eu trabalhava sem entusiasmo ou motivação, e entrei na videochamada com a chefe da empresa. Conversamos por cerca de 15 minutos, e ela me disse que eu havia sido escolhida para o cargo.

Finalmente realizaria meu sonho e deixaria o emprego ruim! Quando acabou a entrevista, fui procurar o nome da empresa e as opiniões das pessoas. Não era possível... Todas diziam que as nutricionistas de lá receitavam produtos para emagrecer. Meu mundo caiu e eu liguei para a empresa. Perguntei à senhora que me atendeu se eu teria que vender produtos, e a resposta dela foi:

— Querida, se você não vender, como vai ganhar seu salário?

— Não estou interessada, sinto muito — disse eu, nervosa.

Houve um silêncio, e ela me respondeu:

— Veja... basta que as pessoas comprem um, mas elas precisam comprar alguma coisa. É muito fácil, basta dizer a elas que, se não consumirem esse produto, não vão perder peso, e ele se vende sozinho.

Aff, imagine a raiva que senti.

— Senhora, isso é mentir, e prefiro não trabalhar nunca a fazer isso. Sinto muito.

A conversa acabou aí, e me deparei com a realidade. Ou eu vendia meus princípios às custas de "trabalhar na minha área", em empresas de vendas de produtos, ou continuava minha formação e buscando um emprego. E foi isso que me levou a chegar onde estou e a divulgar informações de saúde sem qualquer interesse econômico. E é isso o que todos deveríamos fazer: rejeitar esse tipo de trabalho baseado na venda de produtos.

Algo semelhante acontece com a venda de *shakes*. Sabia que são algumas das empresas com maior faturamento no mundo? O dinheiro transforma as pessoas, e elas até chegam a dizer que tomam os *shakes*, ou mesmo dão amostras para familiares, com o único objetivo de vender, sem pensar ou se informar do dano causado pela substituição de uma refeição por um *shake*. Esses produtos causam muita inflamação, pois submetem o corpo a um estresse enorme, além de serem repletos de açúcares e adoçantes, que causam ainda mais danos à flora bacteriana, ou microbiota, gerando mais inflamação.

——— LEMBRE-SE: ———

Perder peso e mantê-lo ao longo do tempo não é tão fácil quanto apenas fechar a boca e praticar mais exercícios, como se imagina.

As dietas restritivas, sejam baseadas em alimentos, *shakes* ou produtos, não trazem nada de positivo.

Devemos estabelecer hábitos saudáveis que nos deixem saciados e nutridos, e que nos permitam desfrutar da comida. Ao comer algo sem graça e passar fome, vamos relacionar a alimentação saudável a algo negativo, e, logicamente, acabaremos por desistir. Somos pessoas, não robôs.

A solução não está em optar por produtos light ou zero, e sim em consumir alimentos da forma mais natural possível e acostumar o paladar a esses sabores.

O segredo é começar uma alimentação anti-inflamatória com as quantidades necessárias (mesmo que sejam superiores às ingeridas anteriormente), sem passar fome e desfrutando da comida.

Não tem segredo: ao nos sentirmos bem, vermos progresso e gostarmos do processo, não vamos querer desistir nunca e sempre adotaremos essa alimentação como estilo de vida.

Devemos avaliar todo o processo e não apenas o número na balança.

3. O açúcar nos adoece

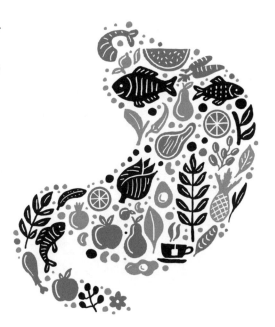

Você já ouviu dizer que o cérebro precisa de açúcar para se manter saudável? Pois eu digo que não é verdade. Além disso, diversos estudos científicos mostram que uma elevada ingestão diária de açúcar pode afetar negativamente as faculdades cognitivas e aumentar o risco de desenvolver demência ou Alzheimer. É verdade que a glicose é necessária para o corpo, mas não confunda as coisas. A glicose pode ser produzida por meio de vias metabólicas a partir de proteínas ou ácidos graxos, além de ser obtida por meio de alimentos como vegetais e frutas. Sendo assim, o problema não está no consumo do açúcar presente em alimentos naturais que contêm glicose por natureza (como frutas, vegetais, tubérculos, leguminosas, laticínios ou pseudocereais), mas sim no consumo de açúcar adicionado (o açúcar de mesa ou dos produtos processados), no abuso do açúcar livre (liberado pelo alimento depois de processado, como ao espremer frutas para fazer sucos ou mesmo o próprio mel) e no excesso de farinhas refinadas (aquelas que perderam a fibra de suas camadas mais externas, passando de integrais a brancas).

A OMS diz que devemos consumir menos de 25 g de açúcar adicionado por dia, mas a maioria da população ultrapassa facilmente essa quantia, prejudicando cada vez mais o pâncreas. Para entender melhor, é importante conhecer a digestão do açúcar.

COMO O AÇÚCAR É METABOLIZADO

Quando o açúcar é absorvido pelo sistema digestivo, o nível de glicose no sangue aumenta, e o pâncreas atua secretando insulina. A insulina funciona como uma chave que abre as portas das células para permitir que a glicose entre e seja usada como fonte de energia. Ela também facilita o armazenamento do excesso de glicose em forma de glicogênio no fígado e nos músculos. Se houver muita glicose e não houver espaço, isso vira gordura acumulada no corpo. É o que explica por que o açúcar aumenta a gordura corporal.

Se exagerarmos no açúcar, ficaremos resistentes à insulina e, mesmo que o pâncreas secrete o excesso do hormônio, não conseguirá fazer o que precisa, porque as células começarão a falhar na hora de responder à insulina, que se acumulará no corpo, causando fome constante, ganho de peso, dores de cabeça e cansaço, entre outras coisas. A resistência à insulina, ou pré-diabetes, se mantida por muito tempo, vira diabetes à medida que o pâncreas se deteriora. Como você pode ver, o excesso de açúcar nos destrói por dentro. E não pense que isso acontece conforme envelhecemos, porque quem mais sofre são as crianças. São elas as maiores consumidoras de açúcar, de acordo com estudos. Se os adultos deveriam consumir menos de 25 g por dia para não prejudicar a saúde, segundo a OMS, quem dirá as crianças, que têm órgãos menores e em desenvolvimento.

Segundo dados de 2022 do Ministério da Saúde da Espanha, crianças e adolescentes consomem entre 22% e 30% da energia de sua alimentação em forma de açúcar, principalmente os menores de 3 anos de idade. As principais fontes são sucos, iogurtes e sobremesas açucarados, biscoitos, produtos de confeitaria e cereais matinais.

A população espanhola média consome cerca de 75 g de açúcar adicionado por dia, o triplo do limite recomendado pela OMS. Esse fato não deveria nos surpreender, uma vez que podemos encontrar açúcar até mesmo nos produtos em que menos esperamos, como o pão de forma, o molho de tomate, a papinha de bebê ou o leite em pó. Se pensarmos bem, para a indústria alimentícia, o açúcar é o alimento perfeito para adicionar aos alimentos processados: é barato, acentua o sabor e vicia. Três pontos a favor para que o produto seja comprado com recorrência.

> Para saber se um produto contém açúcar adicionado não basta apenas observar a embalagem, mas aprender a ler a tabela nutricional.

A tabela nutricional consiste nas informações contidas na embalagem de qualquer produto alimentício, geralmente localizada no verso, e detalha os ingredientes e nutrientes do alimento. Esta informação é obrigatória para todos os alimentos processados e se destina especificamente aos consumidores.

Um primeiro passo crucial é prestar atenção à lista de ingredientes, que estão dispostos em ordem decrescente, do componente mais significativo ao menos significativo no produto. Ou seja, se o primeiro ingrediente for água e o último sal, significa que a água é o ingrediente em maior quantidade, e o sal, em menor.

A quantidade exata de açúcar adicionado de um produto, uma vez que verificamos que contém açúcar em seus ingredientes, é obtida pela leitura da tabela nutricional. A primeira coisa que veremos são as calorias, seguidas pelos carboidratos, proteínas, gorduras, fibras, sais e minerais. Vamos nos concentrar nos carboidratos e, mais especificamente, nos açúcares, que aparecem logo após os carboidratos.

Como já dissemos, é importante ter certeza de que o açúcar está na lista de ingredientes porque, caso contrário, não seria necessário olhar a tabela nutricional. Isso acontece porque, se não há adição de açúcar, o número que aparece na tabela faz referência ao açúcar naturalmente presente no leite, nas frutas ou nos vegetais, por exemplo.

Se os primeiros ingredientes do produto incluírem farinhas refinadas, açúcar, diferentes adoçantes ou óleos vegetais como o de girassol ou o de palma, fica estabelecido que o que vamos comprar não é muito saudável. Quando focamos na busca por açúcares adicionados, devemos ser extremamente cuidadosos, pois a indústria adota inúmeras estratégias para nos fazer enxergar os produtos como saudáveis.

NÃO NOS DEIXEMOS ENGANAR

Estratégia 1. Alteração do nome de alguns componentes do produto

A indústria alimentícia, consciente de que o público se tornou mais cuidadoso e informado, tem utilizado estratégias para disfarçar a presença de açúcar, utilizando termos como dextrina, maltodextrina, dextrose (observe os que contêm x), cristalizado, demerara ou açúcares de frutas e plantas, como a sacarose, a maltose, a frutose ou a glicose adicionada (todos terminam em -ose), o açúcar mascavo, de cana integral ou orgânico (nomes que fazem com que os componentes pareçam mais saudáveis) e diferentes tipos de xaropes como agave, frutose, glicose ou xarope de bordo.

Estratégia 2. Separação dos ingredientes

Em muitas ocasiões, vários desses nomes aparecem em um mesmo produto porque são adicionados em pequenas quantidades e, portanto, não estão em primeiro lugar. Dou o exemplo de alguns biscoitos cheios de açúcar, cujos ingredientes são os seguintes: farinha de trigo, óleos vegetais de girassol de alto teor oleico e de palma, xarope de glicose e frutose (isso é açúcar adicionado) coco ralado, açúcar, mel (mais açúcar adicionado), soro de leite em pó, ovo em pó, fermento químico, sal, aromatizantes (mais açúcar ainda), antioxidantes e extrato de malte de cevada (finalizando com mais açúcar). Se eles tivessem colocado tudo somente como açúcar (como quando fazemos biscoitos em casa), apareceria como o segundo ingrediente, já que são ordenados da maior para a menor quantidade.

Estratégia 3. Quebra das porções

É importante observarmos a tabela nutricional, que nos mostra a quantidade de açúcar a cada 100 g de produto (ou, em muitos casos, numa porção estimada de consumo). Já vi biscoitos que definiam uma porção como duas unidades, com uma quantidade de açúcar de apenas 5 g, o que não parece tanto. A mesma coisa acontece com os *shakes* de chocolate individuais de 200 ml, que marcam apenas o açúcar em 100 g de produto, indicando, portanto, apenas 11 g de açúcar, em vez das 22 g correspondentes ao total da bebida.

Estratégia 4. Fortalecimento do produto

A cada dia encontramos mais produtos que prometem auxiliar no trânsito intestinal ou que são ricos em ferro ou ômega-3.

Porém, quando paramos para avaliar sua lista de ingredientes, percebemos que não somente isso não é verdade, mas que também podem ter o efeito contrário ao prometido, uma vez que costumam ser pró-inflamatórios. Porém, se uma pessoa vai ao médico e ele a diagnostica com um problema de saúde que pode ser amenizado consumindo alimentos ricos em ferro, ômega-3 ou fibras, quando for ao supermercado e se deparar com esse produto, essa pessoa não pensará duas vezes antes de comprá-lo no desespero.

Como você pode ver, as estratégias de marketing que chegam até nós de todos os lados não têm limites. Muitas vezes pensamos que tem que haver um motivo para tentarem nos convencer repetidamente de que os produtos açucarados não são tão prejudiciais assim, quando na verdade o são. "Eles não podem querer que fiquemos doentes", pensamos. Mas e o que fizeram durante todos esses anos com o cigarro? E agora com o álcool? Somos incentivados a consumir álcool ao vermos os produtos relacionados com festas, diversão e momentos com amigos ou familiares nas propagandas, mesmo o álcool sendo uma droga, não é mesmo? Muitos dirão que estou exagerando, mas a única coisa que quero mostrar com esta reflexão é que a indústria nos manipula como quer, e nos resta apenas aprender por conta própria e continuar em frente. Pelo menos, ao comer um pãozinho, que não é tão saudável, farei isso com consciência.

Não sei se isso dificultará a divulgação deste livro, mas quero que você saiba que as indústrias não se preocupam com nossa saúde. Depois da indústria alimentícia, a segunda maior é a indústria farmacêutica. É conveniente que sejamos pacientes medicados.

Afinal, se não fosse assim, com todos os avanços que existem hoje, com tanta informação disponível nas redes sociais graças aos divulgadores que todos os dias investem seu tempo na promoção da saúde — cuidado, pois nem toda a informação é confiável —, nós deveríamos ser advertidos mais vezes de que o açúcar é a principal causa das patologias sofridas no mundo ocidental. Vejamos a seguir alguns problemas causados pelo açúcar:

- Provoca inflamação no corpo devido aos picos de glicose e à resistência à insulina, que, por sua vez, provoca acúmulo de gordura no fígado, sobrepeso e obesidade. Esses aumentos e quedas descontrolados do açúcar no sangue nos deixam mais cansados e fracos.

- Potencializa o desenvolvimento e a progressão de doenças autoimunes. O açúcar é um dos alimentos preferidos pelas bactérias "ruins" que compõem a microbiota, ou flora bacteriana, e, quando aumentam, causam um desequilíbrio, ou disbiose intestinal, enfraquecendo o sistema imunológico.

- Oxida as gorduras. Isso é a causa da maioria das doenças cardiovasculares, que causam o maior número de mortes na Espanha. O corpo, ao consumir açúcar em excesso, o transforma em triglicerídeos que são armazenados como reserva energética. Como consequência, ganhamos peso e o risco de desenvolvermos doenças cardiovasculares aumenta. Além disso, o colesterol produzido a partir de gorduras saudáveis é oxidado e adere às artérias coronárias, causando arteriosclerose. Por isso, e pela inflamação das paredes das artérias, estamos mais predispostos a sofrer um infarto.

- Altera nosso estado mental e provoca ansiedade, uma vez que a produção de adrenalina aumenta até quatro vezes o normal e nos coloca num estado de estresse intenso sem motivo algum.

- É a principal causa de diabetes, outra doença muito comum, que começa com a resistência à insulina mantida ao longo do tempo e termina em diabetes, principalmente do tipo 2. A diabetes tipo 1 tem origem genética, mas se vai evoluir ou não depende da dieta seguida nos primeiros anos de vida.

- Promove o envelhecimento precoce. O excesso de açúcar interfere no transporte e na função da vitamina C, que age como antioxidante e promove a formação de colágeno e elastina, além de fabricar mucopolissacarídeos, moléculas essenciais para uma boa cicatrização e elasticidade da pele. O açúcar piora a qualidade da pele, envelhecendo a aparência antes do tempo.

- Vicia. Quando consumimos açúcar, o cérebro libera dopamina, um neurotransmissor associado à recompensa e ao prazer. Essa liberação pode criar uma sensação de bem-estar e felicidade. Com o tempo, o cérebro pode desenvolver tolerância à dopamina liberada pelo açúcar, o que significa que será necessário consumir mais para experimentar a mesma sensação de prazer. Além disso, alguns estudos em animais sugerem que o açúcar pode ter efeitos semelhantes aos das drogas viciantes.

Laura me procurou para iniciar um plano alimentar, porque queria perder peso e ficar saudável. Ela não se alimentava muito bem, embora achasse que sim.

Na segunda semana após o início do plano, ela me escreveu contando que há dias vinha sofrendo de dores de cabeça à tarde, depois de comer, e que, como estava amamentando a filha, tinha medo de não estar fornecendo os nutrientes necessários ao bebê. Fiquei preocupada porque pensei que talvez ela não estivesse seguindo o plano corretamente. Ao perguntar a ela se estava passando fome, se comia todos os alimentos que eu prescrevera e que sensações ela tinha quando sua cabeça doía, acabou me confessando que, antes de iniciar o plano, todos os dias após as refeições, ela costumava tomar um sorvete, comer um pão doce, biscoitos ou algo doce para "matar a vontade", e que agora estava passando por momentos terríveis porque estava ansiosa por matar essa vontade. Tudo fez sentido para mim! Laura estava sofrendo da síndrome de abstinência de açúcar. Depois de explicar isso a ela, dando algumas dicas para lidar melhor com isso, e com o passar de mais algumas semanas, a ansiedade desapareceu e, com ela, as dores de cabeça. Ela passou a apreciar os sabores mais naturais e a sentir o mesmo prazer com alimentos que não continham adição de açúcar graças ao aprendizado contínuo e à mudança de hábitos.

No próximo capítulo, vou explicar os passos para aprender a lidar com a ansiedade relacionada à comida, que são as diretrizes que ensinei a Laura para superar o vício do açúcar.

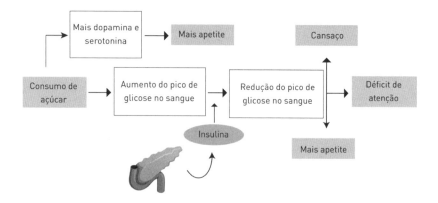

———— LEMBRE-SE: ————

O corpo não precisa de adição de açúcar para ser saudável.

O problema não está no consumo de alimentos que contêm açúcar naturalmente.

Tomar suco de frutas, ainda que feito em casa, não é saudável.

Enquanto a OMS recomenda não exceder 25 g de açúcar adicionado por dia, a média da população espanhola ultrapassa os 70 g diários. E as crianças são as que mais o consomem.

A maioria dos alimentos processados contém açúcar, pois são baratos, saborosos e viciantes.

Consumir açúcar nos adoece e nos inflama, o que pode causar uma infinidade de patologias muito comuns hoje em dia.

4. A fome emocional e os adoçantes não nos deixam emagrecer

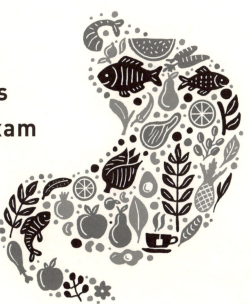

É possível que, ao ler o capítulo anterior, você tenha se perguntado se os adoçantes podem servir como alternativa para abandonar o açúcar, já que se tornaram uma das opções mais utilizadas para não abrir mão do sabor doce dos alimentos.

Os adoçantes são substâncias químicas ou sintéticas que adoçam os alimentos ou produtos processados. São classificados em adoçantes naturais (a estévia ou os poliálcoois, como o sorbitol, o maltitol, o eritritol ou o xilitol) e adoçantes artificiais (aspartame, sacarina, acessulfame-K ou ciclamato). Geralmente são utilizados para adoçar o café, os iogurtes e as sobremesas, além de serem muito comuns em produtos bastante consumidos, como balas, chicletes, sorvetes, bolos, chocolate sem açúcar, refrigerantes sem açúcar, biscoitos, geleias e tudo que é classificado como zero ou sem açúcar. Podem até mesmo ser encontrados em enxaguantes bucais ou cremes dentais.

Essas substâncias são consumidas em pequenas quantidades com o objetivo de reduzir o açúcar, ou podem ser utilizadas por pessoas com diabetes ou resistentes à insulina de forma ocasional quando desejam ingerir um produto processado e sair de uma alimentação saudável, uma vez que os adoçantes não vão produzir picos elevados de glicose danosos, mas isso não significa que sejam substâncias saudáveis. Pelo contrário, o excesso de adoçantes pode ter efeitos negativos para a saúde da mesma forma que o açúcar.

O que acontece hoje é que a sociedade abusa do consumo dessas substâncias. A maioria das pessoas considera os adoçantes mais saudáveis e se certifica de que todos os produtos que compram sejam zero ou sem açúcar. Dessa forma, acreditam que podem continuar consumindo-os com total liberdade, achando que não fazem mal e que não engordam.

Os poliálcoois têm praticamente o mesmo poder adoçante do açúcar. São absorvidos em grande quantidade no intestino delgado, mas há sempre uma parte que continua avançando pelo sistema digestivo até chegar ao cólon, onde, como veremos em breve, se encontra a maioria das bactérias — a microbiota intestinal —, que reagem fermentando e causando gases, distensão abdominal e outros sintomas digestivos.

O eritritol é o que causa menos sintomas, pois 90% dele é absorvido no intestino delgado e apenas 10% alcança o intestino grosso. Então, se não exagerarmos nas quantidades, a princípio não deveríamos ter sintomas. No entanto, quem tem doenças no intestino grosso, SCBID ou já sofre com sintomas digestivos habituais provavelmente sentirá seus efeitos com maior intensidade e deve evitá-lo ao máximo — essas pessoas costumam ter uma tolerância melhor ao açúcar.

> O consumo abusivo de qualquer adoçante pode causar doença inflamatória intestinal devido à inflamação crônica e à resposta autoimune anormal que provocam.

Hoje em dia temos quase todos os produtos em versão zero, e muitos deles já superam os originais nas vendas. Se olharmos com atenção, veremos que os refrigerantes zero ou light não contêm açúcar nem calorias, mas contêm diferentes adoçantes:

- Ciclamato. Até 50 vezes mais doce que o açúcar, é proibido em muitos países (Estados Unidos, México, Venezuela e Chile), pois vários estudos afirmam que pode formar e acelerar tumores.
- Acessulfame K. Intensificador de sabor que adoça até duzentas vezes mais que o açúcar e contém alto nível de toxicidade. Estudos em ratos demonstram a possibilidade de desenvolvimento de tumores cancerígenos.
- Aspartame. Também classificado como cancerígeno e com alta toxicidade.

Assim como os refrigerantes, muitos outros produtos contêm esses adoçantes artificiais tão prejudiciais. Conheci pessoas que consumiam essas bebidas diariamente e em grandes quantidades pensando que eram saudáveis ou que pelo menos não faziam tão mal, não engordavam e proporcionavam energia. Mas são bebidas viciantes. Já o são quando contêm açúcar, mas, no caso dos adoçantes, o efeito do açúcar no cérebro é multiplicado, gerando ansiedade ao deixar de serem consumidas.

A ansiedade frequentemente dificulta muito esse processo e nos leva a comer de forma compulsiva, diminuindo o autocontrole e a capacidade de resistir a esses alimentos. Muitas vezes isso pode resultar em transtornos alimentares, já que o excesso de produtos não saudáveis faz com que nos sintamos desnutridos, insatisfeitos e incapazes de apaziguar a sensação de fome, o que pode alterar nossos hábitos alimentares e, em muitos casos, levar ao excesso de peso.

A FOME QUE GERA ANSIEDADE

Ansiedade é algo que todo mundo tem, mas há quem lide melhor e quem lide pior com ela. Ninguém nasce sabendo, mas dependendo da natureza de cada pessoa e da importância dada às coisas, seu efeito será maior ou menor.

A ansiedade não pode faltar em nossas vidas, pois ela é a resposta que precisamos para reagir e responder a um ataque ou problema. Imagine que estamos dirigindo e de repente um gato atravessa nosso caminho. Graças à ansiedade, o coração acelera para que o oxigênio chegue ao sangue, sentimos o estômago esvaziar, as pupilas se dilatam e o sangue chega aos músculos para que possamos frear a tempo. Se não sentíssemos ansiedade, provavelmente sofreríamos um acidente. Devemos nos alegrar por tê-la em nossa vida, caso contrário seria bastante inconveniente.

A dificuldade surge quando não sabemos como lidar com a ansiedade, por exemplo, quando discutimos com nosso parceiro. Encaramos isso como um problema, aumentando o tamanho das coisas e respondendo na mesma intensidade de quando o gato atravessa na frente do carro. O coração acelera, as pupilas se dilatam… e, como não sabemos como queimar essa energia invocada pelo corpo, fazemos isso com a comida. Comer equivale a movimento: mastigamos, engolimos, o organismo trabalha na digestão e, ao mesmo tempo, ativamos o sistema de recompensa citado anteriormente.

A fome constante e a compulsão alimentar causadas pela ansiedade são mais comuns do que imaginamos. Além disso, se não comemos o que o corpo nos pede, nos sentimos mal: com dor de cabeça, mal-estar ou tristeza, como aconteceu com minha paciente

Laura. Para aprender a administrar essa ansiedade, devemos seguir quatro passos importantes:

Passo 1. Escutar o corpo e identificar se a fome é emocional ou real
Quando sentimos fome emocional, não é o estômago que está nos pedindo comida, mas sim nossas emoções, e recorremos à comida como uma forma de distração ou para preencher um vazio. É fácil identificar esse tipo de fome, basta observar que aparece de forma repentina e que somente alguns alimentos servem para apaziguá-la. Além disso, quando comemos, fazemos isso de forma compulsiva, com tamanho desespero que muitas vezes nem sequer saboreamos.

Por outro lado, a fome real é gradual e pode se fazer esperar. Estamos abertos a diferentes opções de comida, pois os principais objetivos são a satisfação e a nutrição. Mesmo o alimento mais insosso nos parecerá um belo manjar quando temos fome de verdade. Para a fome real, basta preparar um prato saudável, nutritivo e que traga saciedade, e saboreá-lo. Por outro lado, se a fome for emocional... Vejamos o próximo passo.

Passo 2. Perguntar-se o que pode ter gerado a fome emocional e tentar encontrar uma solução
A fome emocional geralmente surge quando relaxamos, por exemplo, ao chegar em casa depois de um árduo dia de trabalho ou depois de discutir com alguém. Por isso, o conselho que costumo dar é que pensemos no que está causando essa fome descomunal, porque é onde estará a solução: aprender a lidar com nossos pensamentos, não dar tanta importância às coisas e não pensar que o mundo está acabando por qualquer motivo.

Um psicólogo pode ser muito útil nesta etapa, quando a comida se tornou um refúgio emocional. Outras vezes, simplesmente tirar alguns minutos para refletir sobre o que estamos sentindo, observar e discutir o motivo de querermos comer exatamente naquele instante pode ser de grande ajuda.

Passo 3. Aprender a lidar com esses momentos e não deixar que acabem em comilança

Evitando os produtos com sabores fortes
Sabores fortes tornam os alimentos mais palatáveis e, portanto, mais viciantes, pois aumentam nossa vontade de comê-los. São os alimentos açucarados e adoçados, as bebidas alcoólicas, os produtos de confeitaria industrial, as frituras, entre outros. Além disso, devemos ter cuidado porque esses alimentos contêm ingredientes que potencializam ainda mais o vício. O mais conhecido é o glutamato monossódico, um intensificador de sabor pró-inflamatório para o corpo, que pode ser encontrado inclusive em produtos considerados saudáveis, como as azeitonas e os picles.

Ao consumir esse tipo de produto ativamos um sistema de recompensa no cérebro que nos faz liberar neurotransmissores como a serotonina, proporcionando uma sensação temporária de bem-estar e calma, ou a dopamina, relacionada ao prazer e à recompensa. Isso pode nos levar a uma busca constante por alimentos semelhantes para sentirmos esse prazer outra vez.

Aprendendo a dizer não
Às vezes, a fome emocional é gerada por hábitos. Se todos os dias depois de comer costumamos tomar sorvete, o corpo, mesmo sem fome, vai nos pedir isso. E se não dermos o que ele quer, sentiremos

ansiedade. Se, por conta da ansiedade, voltarmos a tomar sorvete, da próxima vez será ainda mais difícil controlá-la. Isso vai continuar até que finalmente aprendamos a dizer não ou optemos por uma alternativa semelhante, porém mais saudável, como um sorvete de frutas caseiro. Esse novo alimento não deve ser tão viciante e o fato de precisar prepará-lo antes de comer fará com que não tenhamos o mesmo desejo todos os dias. Com o outro sorvete é mais fácil, basta tirá-lo do pote e comer.

Sempre dou o exemplo do bebê que quer um pirulito. Se toda vez que pedir, ele ganhar o doce, isso vira um hábito. No dia em que seu pedido for negado, ele ficará com raiva e irá chorar, porque sente que precisa daquilo. Se lhe oferecermos o pirulito depois do choro e da raiva, da próxima vez ele dará um show ainda maior até ter o que quer. Até que, um dia, recusamos e explicamos que pirulitos não são saudáveis e que, em vez disso, haverá frutas. Como é a única opção, o bebê vai se conformar.

Estimulando a produção de dopamina e serotonina de forma natural
Também podemos induzir a produção desses neurotransmissores por meio de uma alimentação saudável, consumindo alimentos ricos em triptofano e tirosina, como carnes magras, peixes, ovos, laticínios, oleaginosas ou cacau. Esses alimentos, entre outros, podem contribuir para um equilíbrio adequado de serotonina e dopamina no cérebro, o que influencia o humor e as emoções, deixando-nos com mais energia, alegres e calmos. É importante destacar que ações como a exposição à luz solar, a prática de exercícios físicos, a qualidade do sono e o controle do estresse também são essenciais para melhorar o bem-estar emocional.

Evitando a fome entre as refeições
Ao tornar as refeições principais mais saciantes e nutritivas, aumentando a quantidade de proteínas e gorduras nelas e sempre garantindo uma boa porção de vegetais que nos forneça fibras e hidratação, evitamos comer entre as refeições. Mas, se não pudermos evitar beliscar, o ideal é tentar escolher opções saudáveis e com poucas calorias, já que estamos comendo sem fome.

Comendo de forma consciente
Devemos comer sem distrações e devagar, com plena atenção ao que estamos consumindo, saboreando os alimentos, conscientes da sensação de prazer e da satisfação a cada mordida, sempre deixando os talheres na mesa e prestando atenção à produção de saliva, responsável por iniciar o processo da digestão. Quanto mais mastigamos o que engolimos, menos esforço nossos órgãos terão que fazer na digestão e mais leves nos sentiremos.

Procurando distrações saudáveis
Quando bater o impulso de comer de forma emocional e tivermos certeza de que não se trata de fome real, devemos fugir e procurar outro tipo de atividade para relaxar. Como dito anteriormente, a ansiedade gera muita energia, mesmo se não for identificada. Pois bem, uma forma de aproveitarmos e nos beneficiarmos dessa energia é praticar exercícios quando isso acontece. Mas, se a ansiedade surgir à noite ou se não estivermos particularmente interessados em exercícios, podemos tentar relaxar meditando, pintando, lendo ou ouvindo música.

Passo 4. Não sofrer

Se acabarmos caindo na tentação da compulsão, comendo algo que não se encaixava em nossos planos, não devemos nos sentir culpados. Muitas vezes nos sentimos estranhos e até envergonhados, mas esses altos e baixos fazem parte do processo e simplesmente devemos aprender com eles para melhorar. Se, por outro lado, nos culparmos e dissermos coisas negativas para nós mesmos, podemos abandonar o objetivo de fazer melhor, desistindo e jogando tudo para o alto. Devemos nos dar as oportunidades que daríamos às pessoas que amamos, porque, para sermos bons com os outros, primeiro precisamos ser bons com nós mesmos.

LEMBRE-SE:

Os adoçantes não fazem bem à saúde e seu uso excessivo gera inflamação crônica.

Usar adoçantes pode ser a razão pela qual não conseguimos perder peso.

Devemos habituar o paladar aos sabores naturais dos alimentos.

Existem adoçantes que adoçam até duzentas vezes mais que o açúcar, e esses sabores intensos causam ansiedade relacionada à comida.

Existem certas etapas para controlar a ansiedade alimentar da melhor maneira:

- Identificar se a fome é emocional ou real.
- Se for emocional, descobrir a causa para encontrar uma solução.

- Seguir orientações para evitar comer o que a fome emocional exige, como, por exemplo, evitar sabores fortes durante o dia, saciar-se nas refeições principais ou procurar outras distrações ao sentir ansiedade.
- Se acabarmos caindo em tentação, não devemos nos sentir culpados, pois faz parte do processo de aprendizagem.

5. A microbiota e sua conexão com o cérebro

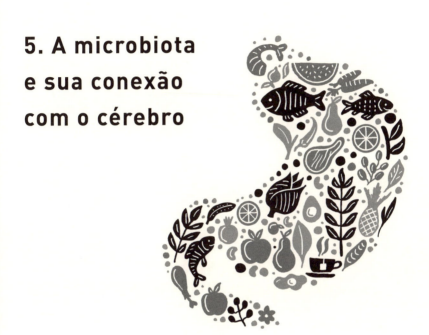

Como vimos no capítulo anterior, o que comemos repercute no que sentimos e vice-versa. Basta notar que, quando comemos alimentos ricos em triptofano, como ovos, bananas ou oleaginosas, a produção de serotonina aumenta, o que nos deixa mais felizes. Por outro lado, o fato de ficarmos nervosos e preocupados com alguma coisa pode nos causar uma indisposição com cólicas e diarreia. Como isso é possível? Existe um eixo intestino-cérebro que explica tudo.

O intestino e o cérebro estão conectados por um nervo chamado vago, que transmite sinais.

> O intestino é repleto de bactérias, que enviam sinais para o cérebro indicando os alimentos de que precisam, e nós, captando-os no cérebro, damos a elas o que nos pedem.

Ou seja, as bactérias exercem controle sobre os alimentos que queremos consumir. Mas como isso nos afeta? Para começar, nem todas as bactérias que temos são boas, e elas vão nos pedir o que precisam para continuar crescendo e se reproduzindo. É então que percebemos que o problema de termos desejos, especialmente por coisas doces ou salgadas, pode não ser culpa nossa, mas sim das nossas bactérias! Elas podem até mesmo manipular nossos sentimentos e o que nos apetece, alterando os receptores de sabor e fazendo-nos sentir mal, até que precisemos nos recompensar com substâncias que nos façam sentir bem. Tudo para sua própria sobrevivência. Por isso, é possível que, em alguns momentos da vida, desejemos coisas que nunca chamaram nossa atenção antes. Um exemplo muito claro é o das mulheres grávidas. Muitas vezes elas sentem desejos por alimentos que antes não apreciavam, e isso se deve às grandes mudanças que ocorrem no corpo. Para que não fiquem dúvidas, vou começar explicando o que é a microbiota, termo utilizado ao longo dos capítulos até agora e que parece ser muito importante.

A microbiota é a flora bacteriana da qual sempre ouvimos falar, o conjunto de microrganismos (ou bichinhos, como eu os chamo) que temos no corpo. Esses bichinhos são quase todos bactérias, por isso nos referimos a elas quando falamos de microbiota, mas também inclui protozoários, fungos, parasitas, vírus… e todos vivem em simbiose conosco. O que significa que nós proporcionamos a eles residência (nosso corpo) e os alimentos de que necessitam para continuarem crescendo e, em troca, eles nos ajudam a desenvolver diversas funções e a produzir substâncias essenciais para termos, em geral, uma boa saúde. Temos cem vezes mais bichinhos do que células — e olha que temos entre trinta e quarenta bilhões delas! Estamos tão repletos de microrganismos que, se os alinhássemos um atrás do outro, poderiam dar duas voltas e meia em torno da Terra.

A microbiota intestinal é a mais populosa, mas também temos microbiotas no resto do corpo, como na boca, na vagina e na pele. É fundamental cuidar de todas, pois o desequilíbrio em uma delas afeta as demais. Um exemplo disso é o fato de muitas pessoas apresentarem problemas de saúde bucal (como halitose, língua esbranquiçada ou amarelada ou aftas, por exemplo) e, por não dedicarem atenção a isso, acabam provocando um desequilíbrio na microbiota intestinal.

Em nossa microbiota encontramos bactérias "boas" e "ruins", e é importante manter um bom equilíbrio entre os dois tipos para que possam desempenhar suas funções e nos fazer sentir bem. Por exemplo, entre as boas bactérias estão as do gênero *Bifidobacterium* e *Lactobacillus*, essenciais na fermentação dos alimentos e na produção de ácidos graxos de cadeia curta, benéficos para a saúde intestinal. Já as ruins, quando em excesso, podem causar problemas. Por exemplo, a *Escherichia coli* (*E. coli*) é benéfica em quantidades normais, mas certas cepas causam doenças gastrointestinais graves. As bactérias ruins se tornam inofensivas se mantivermos um bom equilíbrio.

É verdade que a maioria das bactérias presentes em nossa microbiota é neutra, ou seja, nem boa nem ruim. Além disso, cada pessoa é diferente e, dependendo dos sintomas e do equilíbrio do seu corpo, será mais ou menos afetada pelas bactérias.

Nós nos sentimos bem e permanecemos saudáveis graças às infinitas funções que a microbiota desempenha no organismo:

- É responsável por nos defender contra microrganismos nocivos e ensinar o sistema imunológico a distinguir aliados de inimigos. Por isso, cuidar da microbiota de pessoas com doenças autoimunes é fundamental para que sua condição não progrida e possa até melhorar.
- Influencia na resposta inflamatória do corpo, desempenhando um papel fundamental no combate a doenças e alergias.

- Produz moléculas vitais como vitaminas do grupo B e ácidos graxos de cadeia curta.

- Influencia nas calorias ingeridas. Como cada pessoa extrai mais ou menos calorias dependendo da sua microbiota, a quantidade de calorias ingeridas não é tão importante. É por isso que algumas pessoas aumentam a ingestão de calorias e ainda assim perdem peso.

- Fabrica vitaminas, incluindo B12, K e ácido fólico, que utilizamos posteriormente. Muitas vezes a deficiência dessas vitaminas está relacionada com a microbiota.

- Interfere na absorção de nutrientes, ajudando a capturar as vitaminas e os minerais fornecidos pelos alimentos consumidos. Graças às bactérias, nos nutrimos. Não somos o que comemos, mas o que nossas bactérias absorvem.

Os bichinhos tomam conta de boa parte do nosso corpo, da boca ao cólon. Estima-se que no trato gastrointestinal se agrupem entre quinhentas e mil espécies diferentes de microrganismos. Alguns permanecem sempre fixos, outros são como convidados passageiros que acompanham a comida — bactérias comensais. O estômago e a primeira parte do intestino não são locais ideais para o estabelecimento das bactérias devido ao pH muito ácido e à presença de enzimas digestivas, por isso o local onde mais se depositam e vivem é no intestino grosso e no cólon.

A microbiota muda à medida que vivemos, comemos e crescemos e, com ela, o sistema imunológico amadurece ao ser povoado pelas diversas bactérias que passam pelo trato digestivo.

> Quanto maior a diversidade bacteriana, maior a resposta do sistema imunológico.

Portanto, para ter uma microbiota em boas condições, e para que o sistema imunológico nos defenda adequadamente, é fundamental seguir uma alimentação anti-inflamatória variada e um estilo de vida saudável. Assim, as bactérias boas crescem e se reproduzem, impedindo o crescimento das ruins. Se faltar alimento às ruins, elas vão morrer de fome, dando espaço para que as boas se proliferem livremente.

NOSSA MICROBIOTA COMEÇA A SE FORMAR NA GESTAÇÃO

Os primeiros anos de vida são muito importantes para a saúde futura. Até mesmo a saúde dos pais antes da gestação influencia a saúde do bebê ao nascer. Por isso, pelo menos seis meses antes de tentar engravidar, os pais devem começar a ter hábitos saudáveis e passar por um exame de sangue completo para verificar nutrientes e vitaminas, análises genéticas, parâmetros hormonais etc. Isso é positivo para a saúde do futuro bebê. Alguns estudos demonstraram que os filhos de mulheres que apresentam problemas digestivos antes e durante a gravidez têm maior probabilidade de nascer com alergias e intolerâncias alimentares, até mesmo maior predisposição para desenvolver doenças autoimunes ao longo da vida.

Manter hábitos saudáveis durante a gestação é essencial. O feto se alimenta do que a mãe come e se beneficiará de todos os hábitos saudáveis adotados por ela. A gestação é quando começa a se formar a microbiota do feto. As primeiras bactérias repercutirão ao longo de sua vida, tanto para o bem quanto para o mal.

O tipo de parto também influencia na microbiota. O parto vaginal é muito benéfico para o recém-nascido, pois, ao passar pelo trato vaginal, ele fica impregnado de microrganismos maternos, que o ajudam a estabelecer a própria flora, nascendo com um sistema imunológico mais forte, que o protegerá contra infecções, vírus, asma... Também é fundamental não dar banho no bebê pelo menos na primeira semana para não danificar essa camada esbranquiçada com a qual nasce, pois ela funciona como uma defesa natural. É importante destacar que, às vezes, o parto vaginal não é possível, e isso não é o fim do mundo, já que a microbiota continua se formando após o nascimento e é influenciada pela amamentação e pela alimentação à medida que a criança cresce. Há também alguns hospitais ao redor do mundo que costumam impregnar a pele do bebê com esse fluido vaginal.

A amamentação é um tipo de alimentação natural que fornece a hidratação e os nutrientes que o bebê precisa. É muito importante o aleitamento materno até os 6 meses de idade, se a mãe puder oferecer. Além disso, constatou-se que as crianças alimentadas com leite materno têm menos probabilidades de sofrer uma morte prematura. Também se observou que o aleitamento está associado ao desenvolvimento cognitivo do bebê e faz com que ele tenha muito mais capacidade intelectual no futuro. Outro benefício é o fortalecimento do sistema imunológico tanto do bebê quanto da mãe. Claro, devemos ter em mente que a qualidade do leite materno dependerá da alimentação da mãe durante todo o processo. A mãe deve tomar a decisão de amamentar pelo tempo que considerar necessário. Enquanto o bebê estiver recebendo leite materno, terá um escudo contra diversas patologias.

É POSSÍVEL MUDAR A PREDISPOSIÇÃO GENÉTICA POR MEIO DA ALIMENTAÇÃO

A alimentação de um bebê durante os primeiros meses e anos de vida é crucial para sua microbiota, mas algo muito surpreendente é que pode chegar a mudar a predisposição genética. Isso é o que chamamos de epigenética. Ao nascer, herdamos os genes de nossos progenitores e se, por exemplo, um deles tiver o gene da diabetes tipo 1, e este for herdado, há chances de desenvolvê-la ou não. Pois bem, se mantivermos uma alimentação saudável e adotarmos bons hábitos, poderemos anular essa predisposição e nunca desenvolver a patologia. Por outro lado, se a alimentação e os hábitos não forem adequados, haverá grande possibilidade de desenvolvê-la.

Já escutei várias vezes a frase: "Já sei que daqui a alguns anos tomarei medicamentos para diabetes, porque todos os meus irmãos os tomam e isso é de família. Então vou aproveitar enquanto isso e comer o que eu quiser". Se essas pessoas soubessem o que é epigenética e o que realmente é a diabetes, tenho certeza de que nem sequer cogitariam isso, pois é fato que uma alimentação saudável poderia prevenir essa patologia, assim como outras. E, caso apareça, existem diferentes graus da doença e somente com uma alimentação adequada é possível controlá-la sem a necessidade de medicamentos.

A diabetes é apenas um exemplo, mas isso acontece com muitas outras doenças, inclusive as doenças mentais, pois, como já mencionamos, o intestino tem uma ligação especial com o cérebro. Vários estudos respaldam a relação entre a depressão e a microbiota, constatando que todos os pacientes que tiveram depressão careciam de ácidos graxos de cadeia curta — ácido butírico, ou seja, moléculas anti-inflamatórias produzidas por bactérias quando fermentam, principalmente fibras, no cólon.

> O butirato ou ácido butírico, ao reduzir a inflamação do intestino, pode prevenir ou melhorar os sintomas da depressão.

Observou-se que existe uma importante relação entre a diversidade bacteriana e a prevalência de transtornos mentais. Quanto maior a diversidade, menor predisposição teremos para sofrê-los. Uma alimentação variada e anti-inflamatória torna isso possível, e a verdade é que, quando uma pessoa sofre de problemas como estresse ou depressão, tende a adotar maus hábitos alimentares, o que piora sua condição. É um círculo vicioso, a serpente mordendo a própria cauda. Por outro lado, quando começamos a melhorar a alimentação, tendemos a sentir uma melhora em nosso bem-estar psicológico. Essa conexão nos lembra da importância de cuidar do corpo e da mente.

Antônia era uma mulher de 63 anos com diversas doenças autoimunes, entre as quais se destacavam a osteoartrite, a fibromialgia, a tireoidite de Hashimoto e a espondiloartrite. Além disso, estava na menopausa, o que a fez engordar 20 quilos, e apresentava uma série de sintomas como ondas de calor, insônia e inflamação. Devido às grandes mudanças na saúde nos anos anteriores e ao ganho de peso, ela teve depressão e tomou medicação diária sem notar melhora.

O marido a incentivou a experimentar a alimentação anti-inflamatória e, a partir desse momento, ela começou a se sentir motivada. Ela estava tão inflamada que em 3 dias perdeu 2 quilos. Mas isso não foi o mais importante: Antônia, que já tinha uma veia culinária, passou a se interessar pela cozinha saudável por conta dos vídeos de preparação das receitas que eu enviava. Recomendei a ela que criasse um blog de receitas para compartilhar as refeições que estava preparando e assim ela fez. A alimentação anti-inflamatória trouxe a ela benefícios à saúde, reduzindo a medicação para a dor e ajudando-a a perder peso, recuperando aos poucos o peso normal, mas, acima de tudo, ajudou-a a se recuperar da depressão.

Como dito anteriormente, uma alimentação anti-inflamatória pode ajudar a regenerar a microbiota. A inflamação crônica tem impacto no desequilíbrio da microbiota (disbiose), criando um ambiente menos favorável para bactérias boas e, ao mesmo tempo, promovendo o crescimento e a reprodução de bactérias nocivas. Além disso, a inflamação crônica está relacionada à menor diversidade bacteriana e ao aumento da permeabilidade intestinal, permitindo que bactérias e substâncias que não deveriam acessar a corrente sanguínea o façam, o que afeta negativamente a microbiota intestinal e a saúde.

É verdade que essa relação é bidirecional, o que significa que um desequilíbrio na microbiota também pode gerar inflamação crônica no organismo. Portanto, manter um equilíbrio saudável na microbiota intestinal por meio de boa alimentação e hábitos anti-inflamatórios é muito importante para prevenir e tratar as doenças inflamatórias crônicas tão comuns nos dias de hoje.

Nos próximos capítulos, veremos como seguir uma alimentação anti-inflamatória e regenerar a microbiota. E ainda trarei um desafio gratuito para você aprender a introduzi-la em sua vida da forma mais simples.

─────── LEMBRE-SE: ───────

O intestino e o cérebro estão conectados, o que significa que se nos alimentarmos de forma saudável e dermos ao intestino os alimentos de que precisa, nos sentiremos muito melhor psicologicamente, com mais energia, motivação e até mesmo mais felizes.

Pensamentos negativos, estresse e menos socialização também podem afetar a microbiota.

As bactérias no intestino exercem controle sobre os alimentos que queremos comer. Se as bactérias ruins predominarem na microbiota, elas enviarão sinais ao cérebro para que desejemos os alimentos que as nutrem. Portanto, se sentimos ansiedade por um determinado alimento, é coisa das bactérias.

Melhorar a microbiota nos ajuda a reduzir a ansiedade por comida, a prevenir e tratar patologias e a mobilizar a gordura que temos no corpo e, com isso, perder peso e retardar o envelhecimento.

A inflamação crônica pode fazer com que a microbiota fique em mau estado e, ao mesmo tempo, um desequilíbrio na microbiota pode causar uma inflamação crônica.

Uma alimentação anti-inflamatória e optar por bons alimentos ajudam a ter uma saúde melhor.

6. Disbiose intestinal e suas consequências

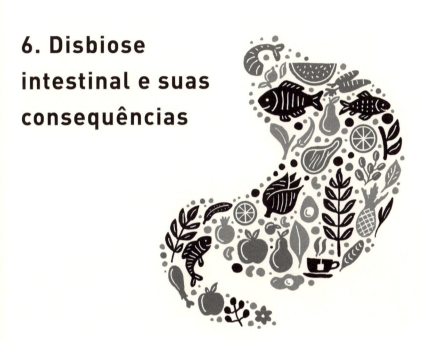

Até agora vimos todos os benefícios que as bactérias podem nos trazer se formos bons com elas, e aprendemos que, quando desequilibradas, podem se tornar nossas piores inimigas. Chamamos isso de disbiose intestinal, que ocorre quando há bactérias ruins em excesso no intestino, ou devido à presença de algum patógeno como parasitas, fungos, leveduras etc. Em muitos casos, é consequência da baixa diversidade de bactérias benéficas e do fato de não as alimentarmos bem. Se não forem cuidadas, as boas bactérias morrem, deixando espaço para que as ruins continuem crescendo, o que gera o desequilíbrio. E como podemos saber se temos disbiose intestinal? Mediante um exame de fezes. Além disso, podem sofrer alterações facilmente, o que os torna imprecisos. Para mim, o mais viável é observar os sintomas, escutar o corpo e não normalizar as afecções como costumamos fazer.

Meu conselho é sempre nos concentrarmos primeiro em reduzir a inflamação e melhorar a microbiota por meio de uma dieta anti-inflamatória e de hábitos saudáveis e, depois, se continuarmos apresentando sintomas ou desconforto, investigar se é o caso de algum patógeno como o *Helicobacter pylori* ou a cândida.

Eis alguns sintomas que podem nos indicar que sofremos de disbiose: dor abdominal, distensão abdominal após as refeições, prisão de ventre ou diarreia, refluxo, azia, gases, má absorção de nutrientes, intolerâncias alimentares, dificuldade para perder peso, muco nas fezes, fadiga. Como você pode ver, são praticamente os mesmos sintomas da inflamação, e isso porque sempre que há disbiose, há inflamação, e quando há inflamação, se não a pararmos, provavelmente haverá disbiose.

A disbiose intestinal é o início de praticamente todas as patologias mais comuns. A partir dessa alteração, começamos a sofrer má absorção de nutrientes e permeabilidade intestinal, e é aí que as doenças se desenvolvem. É por isso que precisamos agir a tempo, uma vez que a situação se complica à medida que o desequilíbrio avança.

MÁ ABSORÇÃO DE NUTRIENTES

Como dito no capítulo anterior, uma das funções da microbiota é a intervenção na absorção de nutrientes. Quando há um desequilíbrio ou ocorre uma alteração intestinal, ela não consegue absorver os nutrientes dos alimentos que ingerimos, como muitos tipos de vitaminas e minerais. Às vezes, temos um déficit de nutrientes, como o ferro, por exemplo, o que pode levar a uma anemia. Não importa quanto ferro ingerimos, não conseguimos mantê-lo no corpo — o que pode ser comprovado pelos exames de sangue.

Voltemos ao conceito de que não somos o que comemos, mas sim o que nossas bactérias absorvem. Não depende de nós, mas sim desses microrganismos que nos permitem — ou não — absorver os nutrientes. O problema é que isso leva a um círculo vicioso. Se não houver ferro ou qualquer outro mineral ou vitamina essencial na microbiota, ela se desregulará, impedindo ainda mais a absorção e afetando até mesmo outros nutrientes. Nesses casos, é fundamental abordar a disbiose para restaurar a saúde intestinal e, assim, melhorar a absorção de ferro e outros nutrientes essenciais. Acompanhar essa abordagem com estratégias nutricionais pode ajudar muito.

No caso do ferro, fará bem aumentar aquele de origem animal, como a carne vermelha, moluscos ou ovos, sempre acompanhados de alimentos ricos em vitamina C. Ao mesmo tempo, é bom evitar consumi-lo com café, chá ou alimentos ricos em cálcio, mantendo um intervalo de pelo menos duas horas entre a ingestão de um e outro. O recomendável seria tomar um bom suplemento enquanto tratamos a disbiose, sempre prescrito por um profissional de saúde.

Os suplementos de ferro costumam ser administrados em doses muito elevadas, que podem chegar a concentrações de 100 mg, o que faz o organismo reagir mal. Recomendo sempre doses menores de 30-40 mg, pois sua tolerância é maior e é mais bem absorvido. Meses atrás, minha sogra me contou que a mãe dela tomava suplementos de ferro há algum tempo sem que o nível no sangue aumentasse, e, além disso, não lhe faziam muito bem. Analisando o suplemento e a concentração, percebemos que estava muito elevada e alteramos as quantidades. Hoje ela se sente bem, e seus exames estão normais.

PERMEABILIDADE INTESTINAL

O intestino tem uma barreira que funciona como um filtro pelo qual devem passar todos os microrganismos, alimentos, medicamentos e toxinas que entram no corpo para só então avançar para a corrente sanguínea. Essa barreira é formada por células chamadas enterócitos, que são unidas por junções estreitas e ficam tão próximas umas das outras que a passagem entre elas é impossível. O problema surge quando essas junções se rompem, fazendo com que substâncias indesejadas entrem no sangue, causando sérios problemas de saúde.

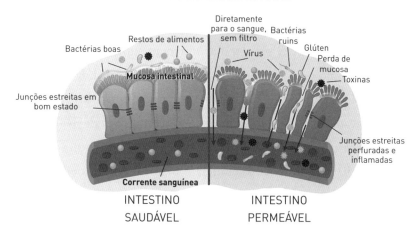

Para entender melhor é preciso explicar o processo de digestão, que dura entre 24 e 72 horas. É por isso que podemos ter desconforto digestivo devido a alimentos consumidos até mesmo em dias anteriores.

Numa segunda-feira, uma paciente me escreveu dizendo que algo que ela comeu do plano que eu havia prescrito lhe fizera mal, uma vez que estava inflamada. Analisamos as refeições dos dias anteriores e descobrimos que no domingo ela havia bebido cerveja, comido empanadas e sobremesas, algo com o qual não estava acostumada. Ela insistia que naquele dia tinha se sentido muito bem, e que tinha que ser algo que ela comeu na segunda-feira. Expliquei que o sistema digestivo é muito longo e que os alimentos passam por diferentes processos de digestão, de forma que um alimento fica no corpo por pelo menos 2 ou 3 dias.

— O que você está eliminando hoje é o que comeu há alguns dias — expliquei a ela.

Quando inicio um novo plano alimentar com meus pacientes, sempre digo que devemos esperar pelo menos uma semana para notar melhora tanto digestiva quanto inflamatória. Às vezes os benefícios são vistos no primeiro dia, mas isso vai depender da pessoa e do momento em que ela se encontra. Agora vamos começar com a digestão!

Boca

A digestão se inicia no instante em que pensamos no que vamos comer. Começamos a salivar e o estômago começa a produzir ácido. Assim que introduzimos o alimento na boca, os dentes o trituram e secretamos a saliva, que contém uma enzima chamada amilase, capaz de quebrar os carboidratos em moléculas menores, como a glicose. Quanto mais mastigamos, menor o trabalho do sistema digestivo.

O bolo alimentar (como é tecnicamente chamada essa mistura) passa pela faringe e pelo esôfago até chegar ao estômago. Aqui encontramos um tipo de válvula (a cárdia) que representa a entrada do estômago, por onde o alimento tem que passar. Sua principal função é permanecer fechada para evitar que o conteúdo do estômago volte a subir.

Estômago

Uma vez que o bolo alimentar chega ao estômago, deve encontrar um nível de acidez, medido em forma de pH entre 1 e 2, para que o ácido ali presente — o ácido clorídrico — possa desempenhar sua função.

Quando o nível de ácido clorídrico diminui, o pH do estômago aumenta, caracterizando a hipocloridria. É o início de muitos dos problemas mais frequentes e é causado por vários motivos, como maus hábitos alimentares, não dar tempo ao corpo para descansar entre uma digestão e outra, estresse crônico, gastrite etc. As consequências são as seguintes:

- Dificuldade na digestão das proteínas. O ácido clorídrico decompõe as proteínas graças à secreção de uma enzima chamada pepsina. Se tivermos hipocloridria, poderemos sofrer uma digestão inadequada das proteínas, o que pode causar mal-estar, distensão abdominal e sensação de estufamento após as refeições.

- Alteração na absorção de vitaminas como B12, e minerais como ferro ou magnésio.

- Maior risco de infecção. O ácido estomacal nos protege contra patógenos que podem penetrar no corpo por meio dos alimentos ou do ar. Quando o ácido é insuficiente, existe um risco maior de infecções ou de sofrer danos causados por bactérias comuns como a *Helicobacter pylori*.

- Refluxo gastroesofágico. A falta de ácido no estômago pode causar o fechamento incorreto da cárdia, fazendo o conteúdo do estômago subir. Como o esôfago tem as paredes mais sensíveis e pouco protegidas, muitas vezes temos a sensação de que esse ácido está voltando, o que chamamos de queimação.

- Supercrescimento bacteriano (SCBID) no intestino delgado. Algo muito comum hoje em dia e que pode causar danos à mucosa intestinal. Veremos sua importância no processo de digestão.

Fazendo certas mudanças no estilo de vida e seguindo algumas orientações nutricionais, podemos amenizar essas consequências. Para isso devemos:

- Adotar uma dieta anti-inflamatória variada e rica em nutrientes, evitando alimentos pró-inflamatórios, como açúcares, adoçantes, gorduras hidrogenadas, refrigerantes, entre outros.
- Aumentar o intervalo entre as refeições, dando tempo ao corpo para produzir ácido suficiente para a próxima digestão.
- Não beber água durante as refeições. A água pode diluir ainda mais o ácido, por isso, é melhor beber meia hora antes de começar ou uma hora depois.
- Tomar uma dose de água com um pouco de vinagre de maçã não filtrado ou limão antes das refeições para ajudar a acidificar o estômago.
- Tomar infusões de gengibre com limão.
- Evitar alimentos de digestão lenta.
- Evitar o álcool e o cigarro.
- Aprender a lidar com o estresse.

E como podemos saber se temos hipocloridria? Em muitos casos, é difícil diagnosticá-la devido à variabilidade dos sintomas, mas normalmente começa com refluxo ou arrotos ácidos, gases, digestão lenta e inflamação. Existem exames que medem o pH, embora sejam um tanto invasivos. Certos parâmetros que o médico pode solicitar num exame de sangue podem nos orientar, como a gastrina ou a pepsina.

> Um teste mais caseiro e menos invasivo, embora não seja um diagnóstico definitivo, é o teste do bicarbonato de sódio. Consiste em beber em jejum um copo de água com meia colher de café de bicarbonato de sódio e esperar soltar um arroto. Se o estômago estiver ácido, isso deve ocorrer em cerca de 2 ou 3 minutos. Se após 4 ou 5 minutos você não tiver arrotado, pode ser indício de baixo nível de ácido estomacal.

É muito comum tratar a hipocloridria de forma inadequada, pois se costuma prescrever um protetor estomacal, e esses medicamentos, como dito anteriormente, estão entre os mais consumidos continuamente. São antiácidos, e, se tivermos problemas digestivos, os sintomas melhoram no curto prazo — principalmente a acidez estomacal, a gastrite e o refluxo. O problema surge quando, ao perceber que melhoramos, decidimos manter seu uso prolongado. Sem falar no grande número de pessoas que tomam "para prevenir", simplesmente porque alguém indicou uma vez e funcionou.

Como dito anteriormente, o ácido é importante para a saúde e para a digestão dos alimentos. É verdade que em excesso não é bom, porém, na maioria das vezes, o protetor estomacal é recomendado pensando no excesso, quando o problema costuma ser o contrário. Isso, além das consequências vistas na seção anterior, causa inflamação crônica e desequilibra a microbiota. Que conclusão podemos tirar? Basicamente, que se começamos a sofrer inflamação e problemas digestivos, devemos buscar a origem do problema e não tratar o assunto de forma superficial.

> Os medicamentos têm sua função e podem ser muito úteis em momentos pontuais, mas, sem uma mudança de estilo de vida, o mais comum é uma piora do quadro.

Intestino delgado

O quimo (nome dado ao alimento parcialmente digerido) passa para o intestino delgado através do piloro, a válvula que separa o estômago do intestino. O intestino delgado mede aproximadamente 6 metros e é o principal local de digestão e absorção de nutrientes. É dividido em três partes chamadas duodeno, jejuno e íleo.

O duodeno é a primeira parte por onde entra o alimento digerido. Aqui atuam órgãos como o fígado, o pâncreas e a vesícula biliar, gerando um incrível coquetel de sucos. Estes sucos ajudarão a digerir carboidratos, proteínas e gorduras, e a regular os níveis de glicose no sangue, entre outras coisas, e desempenham um papel importante na eliminação de substâncias tóxicas ou nocivas.

O quimo continua o trajeto até a última parte do intestino delgado, que conta com uma membrana mucosa em sua superfície interna, onde estão localizadas as células de que falamos anteriormente, os enterócitos, e é aí que ocorre a absorção de nutrientes. Se observássemos com um microscópio, veríamos uns pelinhos chamados vilosidades, que formam a famosa barreira intestinal. Tudo o que chega a esse ponto do sistema digestivo pode atravessar essas vilosidades e parar no sangue ou seguir diretamente o caminho até o intestino grosso e ser eliminado como fezes.

Gosto de comparar essa barreira intestinal repleta de células com uma fila de seguranças. Os seguranças são muito seletivos e só deixarão passar para o sangue aqueles que atendam aos requisitos. Ao verem nutrientes digeridos como glicose, aminoácidos, ácidos graxos, vitaminas, minerais, sais minerais e água, que é o que o corpo precisa para estar nutrido e saudável, eles os deixam passar. Mas impedirão a passagem de substâncias não digeridas, toxinas e microrganismos.

Como você pode ver, o organismo está muito bem protegido por essa barreira, mas existem casos em que ela pode ficar desorganizada e permitir a passagem de substâncias que não deveriam passar. Isso é o que chamamos sofrer de permeabilidade intestinal, e que dá origem, obviamente, a uma infinidade de problemas de saúde.

Não é que, uma vez explicado o processo de digestão, é muito fácil compreendê-lo? Agora só falta a passagem pelo intestino grosso.

Intestino grosso

O que resta após a absorção dos nutrientes vai para o intestino grosso, e é no cólon que a água é absorvida e as fezes se formam a partir dos resíduos que sobraram. Por fim, as fezes se acumulam no reto até serem expelidas pelo ânus.

REAÇÕES ALIMENTARES

Como dito anteriormente, a disbiose intestinal, quando não é tratada a tempo, pode desencadear sérios problemas de saúde. Cada vez mais nos deparamos com intolerâncias ou sensibilidades alimentares, e isso se deve ao estilo de vida e à alimentação que adotamos. Uma disbiose intestinal e a inflamação crônica são a causa e também a consequência desse tipo de problema. Pois, se estivermos inflamados, perderemos a capacidade de digerir bem os alimentos, o que terminará em má absorção, intolerâncias ou sensibilidades, que causarão determinados sintomas conforme o tipo de distúrbio.

É importante diferenciar o que são alergias, intolerâncias, sensibilidade e má absorção.

Alergia

Alergia é uma resposta imunológica a proteínas específicas dos alimentos. O sistema imunológico ataca nosso corpo após acreditar que essas proteínas são perigosas, causando reações como urticária, prurido e inflamação na pele ou no trato respiratório, o que pode dificultar a respiração. Nos casos mais extremos, a alergia chega a ser fatal. É comum acontecer com oleaginosas, ovos, proteína do leite de vaca, peixes e frutos do mar, entre outros.

Intolerância

A intolerância ocorre quando o organismo não consegue digerir adequadamente alguns alimentos por não ser capaz de secretar certas enzimas digestivas. É o caso da lactase na intolerância à lactose. Vou explicar melhor. A lactose, "o açúcar do leite", é um dissacarídeo formado pela união de glicose e galactose. Para ser digerida, a lactose precisa ser dividida em duas, num processo que separa a glicose da galactose, do contrário, causará distúrbios digestivos, como diarreia, gases, dor abdominal, distensão abdominal — os sintomas de intolerância alimentar. A enzima responsável por quebrar a lactose em duas é a lactase, que age como uma tesoura e faz com que aquele produto com lactose não caia mal.

As pessoas com intolerância à lactose não conseguem produzir lactase de forma natural, por isso sofrem esses sintomas. Você sabia que produtos "sem lactose" contêm lactose? Na verdade, o produto tem lactase, a enzima que ajuda na digestão.

Há quem beba leite sem lactose porque acha que engorda menos ou é mais saudável. Mas saiba que não há nada de especial nesse leite, apenas lactase extra.

> Quem convive com pessoas intolerantes à lactose não deve tomar os mesmos produtos que elas, pois pode se tornar intolerante.

O corpo, acostumado a receber lactase de forma artificial, habitua-se a não produzi-la naturalmente e pode ter dificuldade para voltar a fazê-lo.

Sensibilidade

Sensibilidade é um termo atribuído às reações que diferentes tipos de alimentos provocam em nós e que não são nem alergias nem intolerâncias. Os sintomas ao consumi-los costumam ser leves — como gases ou desconforto digestivo, até mesmo apenas dores de cabeça ou fadiga. Em geral, é consequência de algum problema de saúde alheio ao alimento e que se manifesta dessa forma. Porém, existe a famosa sensibilidade ao glúten, que muitas vezes é uma doença celíaca não diagnosticada e que pode estar causando muitos danos.

Má absorção

Já falamos sobre má absorção no início do capítulo e sabemos que é um distúrbio que ocorre quando o intestino não consegue absorver adequadamente os nutrientes dos alimentos. Porém, existe um tipo de má absorção muito frequente hoje em dia do qual eu não poderia deixar de falar. Estou me referindo à má absorção da frutose, um açúcar presente em muitos alimentos, principalmente nas frutas, que pode causar diversos sintomas gastrointestinais, como diarreia ou prisão de ventre, gases, distensão abdominal, náuseas, dor abdominal, azia, muco nas fezes ou má digestão.

A má absorção de frutose é classificada em primária e secundária. A primária geralmente é herdada dos pais e costuma ser diagnosticada nos primeiros meses de vida, embora possa se desenvolver com o tempo. É causada por uma deficiência da enzima aldolase B, necessária para decompor a frutose no intestino. A secundária é causada por uma inflamação que danifica a barreira intestinal. Pode ser momentânea, ou pode se tornar permanente. É chamada de secundária porque se origina de outra doença, por exemplo, SCBID, doença celíaca, cólon irritável etc. Esses pacientes costumam dizer que tudo faz mal a eles.

> Todas as intolerâncias, as sensibilidades e as más absorções intestinais podem ser revertidas ou, pelo menos, ter a tolerância aumentada.

É incrível, mas é verdade. Ao reduzir a inflamação do corpo e regenerar a microbiota, podemos obter as enzimas necessárias à digestão desses grupos alimentares e recuperar a saúde intestinal, permitindo a correta absorção e digestão dos nutrientes.

SÍNDROME DO INTESTINO IRRITÁVEL

Não é uma doença propriamente dita, mas um conjunto de sintomas gastrointestinais crônicos, como dor abdominal, distensão abdominal, prisão de ventre, diarreia e mal-estar. É um diagnóstico de exclusão, porque os médicos primeiro descartam outras doenças que possam estar causando os sintomas. Conheço muitas pessoas que sofriam de sintomas digestivos e, ao buscar um profissional, foram simplesmente diagnosticadas com intestino irritável, ouvindo que isso as condicionaria a ter sintomas digestivos para o resto da vida e que o único caminho era o uso de medicamentos para aliviá-los. Não estou falando de casos isolados, mas de algo cada vez mais frequente.

Na minha experiência, o intestino irritável é a consequência de outras afecções, e, se não as tratarmos, sofreremos sempre com os sintomas. Se, por outro lado, procurarmos e tratarmos a causa, podemos voltar a nos sentir bem.

Sabendo disso, fica claro que quando temos intestino irritável já sofremos anteriormente de inflamação crônica, porque ela sempre é o início de tudo. E, certamente, isso nos causou disbiose e talvez tenha levado à permeabilidade intestinal. Bom, é hora de começar a resolver o problema!

O primeiro passo é seguir uma dieta anti-inflamatória bem orientada que permita regenerar também a microbiota e fechar a permeabilidade intestinal. Se isso nos fizer melhorar, ótimo, seguimos em frente e o problema estará resolvido. Agora, se não melhorarmos, é possível que o início dessa inflamação tenha sido causado por uma bactéria, vírus, levedura ou fungo, e aí precisaríamos fazer exames e tratar a infecção com antibióticos, antifúngicos ou herbáceas. Caso haja suspeita disso, é possível fazer exames durante a dieta anti-inflamatória orientada. Meu conselho, porém, é que não nos contentemos com o diagnóstico de intestino ou cólon irritável porque a situação pode piorar e ainda podemos desenvolver outros tipos de patologias, como uma doença autoimune.

DOENÇAS INFLAMATÓRIAS INTESTINAIS

São as doenças digestivas mais comuns e uma das principais razões pelas quais muita gente precisa remover um pequeno pedaço do intestino. Tratar essas patologias por meio de uma alimentação e hábitos saudáveis pode evitar complicações graves. Temos duas doenças inflamatórias intestinais principais: doença de Crohn e colite ulcerativa.

Doença de Crohn
Evolui de forma recorrente com surtos que podem afetar todo o trato digestivo, embora predominem as afecções no íleo (parte inferior do intestino delgado) e no cólon. Entre os sintomas mais frequentes estão dores abdominais, diarreia, perda de peso, falta de apetite, fadiga, fissuras anais, náuseas e vômitos. Para diagnosticá-la, é necessário analisar os sintomas, realizar exames de sangue e de fezes em busca de sinais de inflamação, e fazer uma colonoscopia para poder visualizar o

intestino e identificar possíveis áreas de inflamação, coletando biópsias do tecido para ajudar a confirmar o diagnóstico. É preciso acompanhá-la de perto porque pode apresentar complicações graves.

Colite ulcerativa

Ao contrário da doença de Crohn, a colite ulcerativa afeta somente o cólon e o reto, sendo caracterizada por úlceras ou feridas que se desenvolvem à medida que a inflamação progride. Os sintomas são semelhantes aos da doença de Crohn: diarreia, perda de peso, dor abdominal, cansaço e necessidade urgente de evacuar. Assim como a doença de Crohn, é diagnosticada por meio de exames médicos.

As pessoas que sofrem de doenças inflamatórias intestinais, como a doença de Crohn ou a colite ulcerativa, geralmente apresentam níveis elevados de calprotectina, uma proteína encontrada nas células inflamatórias e liberada nas fezes quando há inflamação. Ambas as doenças podem ser amenizadas por meio de uma dieta anti-inflamatória.

Um paciente de apenas 23 anos me procurou porque sua doença de Crohn estava avançando e sua gastroenterologista o havia advertido de que, se não melhorasse, o próximo passo seria cortar um pedaço do intestino. Quando recebi seu exame, a calprotectina estava em 1.700 — muito elevada —, sinal de muita inflamação. Percebi que ele estava se alimentando muito mal, embora ele discordasse e acreditasse que não havia mais nada que pudesse ser feito.

Comecei a tratá-lo com dieta anti-inflamatória, exercícios físicos e alguns suplementos naturais como ômega-3, cúrcuma e vitamina D para controlar as deficiências nutricionais dele. Em casos de inflamação extrema, em que sabemos que existe disbiose e que essas deficiências se devem à má absorção de nutrientes — ou seja, não ocorre a absorção natural —, nos valemos do uso de suplementos.

Três meses depois, ao repetir o exame, a calprotectina tinha caído para 50, ele não apresentava sintomas digestivos, conseguira ganhar algum peso e, depois da ressonância magnética, a médica disse que ele tinha feito um grande progresso.

DIVERTICULITE

A diverticulite se origina no cólon, especificamente nos divertículos, pequenos sacos que se formam na parede do intestino grosso de algumas pessoas. Ocorre quando eles sofrem inflamação ou infecção.

A disbiose intestinal e a inflamação crônica podem originar esta patologia, embora outras causas também possam desencadeá-la. Ao reduzir a inflamação e equilibrar a microbiota, nota-se uma melhora no quadro da doença. É possível conviver perfeitamente com esses divertículos no cólon sem apresentar nenhum sintoma. Claro, é importante seguir as orientações dietéticas e não consumir alimentos que contenham sementes ou substâncias não digeríveis que possam entrar nessas bolsas e causar danos.

> Tratar ou prevenir todas essas patologias e avaliar como a saúde melhora é o que nos leva a querer manter uma dieta anti-inflamatória para sempre

> como estilo de vida. Mais um motivo para nos conscientizarmos e optarmos por ela.

LEMBRE-SE:

Grande parte da população tem disbiose intestinal e não sabe disso.

A disbiose é o início da maioria das patologias.

A maior parte da absorção de nutrientes ocorre no intestino delgado, mas é necessário que ele esteja em boas condições para que o processo ocorra, pois as principais consequências da disbiose intestinal são a má absorção de nutrientes e a permeabilidade intestinal.

As intolerâncias alimentares estão se tornando cada vez mais comuns devido à disbiose intestinal. Ao resolvê-la, é possível reverter o quadro e começar a tolerar alimentos que antes nos faziam mal.

Não devemos normalizar nem nos conformar com o diagnóstico de intestino ou cólon irritável, pois trata-se apenas de um sintoma.

As patologias digestivas podem ser prevenidas, melhoradas e tratadas por meio de uma dieta anti-inflamatória e de um estilo de vida saudável.

7. A saúde está em nossas mãos: doenças autoimunes e câncer

No capítulo anterior falamos da disbiose, sua estreita relação com o desenvolvimento de patologias digestivas e como é possível amenizá-la ou preveni-la por meio de uma dieta anti-inflamatória.

É lógico pensar que, se nos alimentarmos bem, o aparelho digestivo não será afetado e evitaremos esse tipo de patologia, não é mesmo? O que não é tão lógico, e é algo que costuma causar estranheza, é que uma dieta anti-inflamatória possa prevenir ou melhorar doenças autoimunes como a psoríase, a esclerose múltipla ou a tireoidite, e que, por outro lado, uma dieta inflamatória seja um dos principais fatores para o desenvolvimento dessas patologias.

As doenças autoimunes se desenvolvem no corpo porque ele ataca erroneamente as próprias células, tecidos e órgãos ao identificá-los como potenciais ameaças ou patógenos. Em condições normais, o sistema imunológico tem a função de nos proteger e defender contra infecções e ameaças de bactérias, fungos, vírus e outras substâncias nocivas, além de ter a capacidade de reconhecer e aceitar as próprias células para evitar o ataque ao próprio corpo. Portanto, uma das principais características das doenças autoimunes é a incapacidade do corpo de reconhecer as próprias células, produzindo um ataque contra si mesmo.

Vimos duas formas de o corpo se defender de patógenos ou substâncias nocivas:

- A acidez do estômago. Como explicado anteriormente, é importante manter o pH do estômago entre 1 e 2 para impedir a entrada dos microrganismos que não são bem-vindos e, assim, prevenir infecções ou o supercrescimento bacteriano.
- A barreira intestinal, que impede a entrada no sangue de tudo aquilo que não seja necessário para o corpo, de forma que o restante segue pelo trato digestivo para ser excretado.

Essa resposta imunológica é chamada de inata e é a primeira barreira pela qual passa qualquer substância potencialmente nociva. Tudo o que entra no corpo o faz pela boca, olhos, ouvidos, nariz, poros da pele ou órgãos genitais. Se prestarmos atenção, é possível reconhecer uma primeira barreira natural ou resposta imune. O cabelo, a pele, as lágrimas, o suor, o cerúmen e o muco fazem parte da primeira linha de defesa do corpo. Por exemplo, no caso da pele, sua camada mais externa (a epiderme) é resistente e dificulta a penetração de microrganismos. Além de produzir suor, que contém substâncias antimicrobianas.

Uma vez que o patógeno atravessa essas barreiras, o sistema imunológico — adaptativo ou adquirido, o qual foi se desenvolvendo e se adaptando a nós ao longo da vida de acordo com nossa forma de viver, comer, sentir, digerir etc. — começa a agir. A primeira coisa que faz é identificar e reconhecer os patógenos que entram no corpo e, uma vez localizados, inicia a resposta imunológica para eliminá-los. Durante esse processo produz-se a inflamação, sendo que, como vimos no capítulo 1, a inflamação aguda é nossa aliada, pois graças a ela podemos nos defender de todos esses tipos de ameaças e bichinhos prejudiciais. Uma vez que o sistema imunológico consegue destruí-los, o corpo tem a capacidade de desenvolver uma memória imunológica para que, se o mesmo patógeno atacar no futuro, sejamos capazes de responder de forma mais eficaz. Uma vez terminada sua função de ataque e destruição, esse sistema é responsável por reduzir a inflamação causada e eliminar, cicatrizar e regenerar a região afetada. Não é maravilhoso tudo o que o corpo faz por nós? E você, o que faz por ele?

Para que o sistema imunológico atue dessa forma tão eficiente, não deve haver inflamação crônica no corpo, já que esta pode esgotar seus recursos ou alterar a composição das células imunológicas e reduzir sua capacidade de combater infecções e doenças. Além disso, a inflamação crônica pode tornar o sistema imunológico hiperativo ou menos eficaz na identificação e eliminação dos microrganismos patógenos e, ao mesmo tempo, contribuir para o desenvolvimento de doenças autoimunes que, como vimos, são causadas pelo ataque errôneo às próprias células e tecidos do corpo.

Você já notou que a alimentação desempenha um papel importante no desenvolvimento dessas patologias, não é mesmo?

O mais incrível é que, por meio de uma dieta anti-inflamatória, podemos prevenir, tratar e aliviar sintomas e até curar doenças autoimunes. E isso não sou apenas eu dizendo, é o que mostra uma infinidade de estudos recentes e minha experiência no tratamento de pacientes, incluindo meu marido. A cada ano, a incidência de doenças autoimunes aumenta e, com certeza, você conhece alguém que sofre com alguma da lista a seguir:

- Lúpus, que afeta a pele, articulações, rins, coração, pulmões e outros órgãos.
- Psoríase, que causa a formação de placas escamosas na pele.
- Esclerose múltipla, que ataca o sistema nervoso e causa danos à mielina, que cobre as fibras nervosas do cérebro.
- Tireoidite de Hashimoto e doença de Graves, que afetam a glândula tireoide e podem causar hipotireoidismo ou hipertireoidismo.
- Artrite reumatoide, que causa inflamação e danos às articulações.
- Doenças inflamatórias intestinais, como a doença de Crohn ou a colite ulcerativa, citadas no capítulo anterior.
- Diabetes tipo 1, que destrói as células produtoras de insulina no pâncreas.
- Doença celíaca, que danifica as vilosidades do intestino delgado em resposta ao consumo de glúten.
- Espondiloartrite, que afeta a coluna, os ligamentos e os tendões.
- Síndrome de Sjögren, que causa danos às glândulas salivares e lacrimais, causando lesões oculares e problemas ao falar ou engolir (devido à falta de saliva).

Como dito anteriormente, essas doenças são cada vez mais comuns, embora algumas delas sejam difíceis de diagnosticar, como é o caso da doença celíaca e da doença de Hashimoto.

TIREOIDITE DE HASHIMOTO, A GRANDE DESCONHECIDA

Atendo pacientes que foram diagnosticados com hipotireoidismo, que tomam medicamentos há muitos anos e nunca tiveram os parâmetros de autoimunidade examinados, mesmo apresentando sintomas. Depois de examinar esses parâmetros, muitas vezes percebemos que eles têm uma resposta autoimune e que seu sistema imunológico é o que faz com que não produzam hormônio tireoidiano suficiente. Nesses casos, uma dieta anti-inflamatória é ideal para aliviar os sintomas e fazer que mais hormônio seja produzido naturalmente. Porém, no caso da existência de uma doença autoimune — Hashimoto —, é possível que ela não seja a única, que existam outras ou a predisposição para desenvolvê-las. Saber disso nos ajudará a descartar, por exemplo, uma doença celíaca, intimamente relacionada à doença de Hashimoto.

> Maria, de 19 anos, foi diagnosticada com hipotireoidismo depois que seus exames mostraram alterações no TSH — responsável pela produção do hormônio tireoidiano — em diversas ocasiões nos últimos anos.
> Desde a adolescência, seu TSH estava entre 4,7-6,5 mUI/L, e o médico lhe dizia que isso era causado por alterações hormonais, sem prestar muita atenção. Finalmente, num exame de sangue quando ela tinha 18 anos, o TSH disparou para 11,2 mUI/L. Foi então que ela foi diagnosticada com hipotireoidismo e recebeu prescrição de levotiroxina (hormônio tireoidiano), medicamento geralmente usado no tratamento.

> Naquela ocasião, a paciente perguntou ao médico se era necessário incorporar alguma rotina alimentar ou exercícios físicos, ao que ele respondeu que não era necessário, já que ela era magra. A cada 4 ou 5 meses repetiam o exame, mas os parâmetros não diminuíam e os sintomas de fadiga, irritabilidade, prisão de ventre etc. continuavam. Foi quando ela me procurou e, depois de verificarmos os parâmetros de autoimunidade, percebemos que estavam disparados, muito alterados. Ou seja, ela tinha tireoidite de Hashimoto.
>
> Diante disso, ela incorporou a dieta anti-inflamatória e passou a praticar exercícios físicos. Após 3 meses de tratamento, percebeu uma melhora nos sintomas e seu TSH diminuiu para 1,5 mUI/L, o que permitiu reduzir a dose de levotiroxina.

O que mais me deixa frustrada neste caso é o pouco valor dado ao estilo de vida diante das patologias. Por que o médico disse a ela que não precisava adotar bons hábitos? Mesmo que você ignore a conexão existente entre a alimentação, os exercícios físicos e a tireoide, o que há de errado em alimentar-se de forma saudável e praticar exercícios? Não acho que ele tenha feito isso por mal. Muitas vezes até penso que ele fez isso para não estimular um complexo em relação ao peso na garota em plena adolescência, já que as pessoas associam a alimentação saudável e a prática de exercícios a estratégias para perder peso e não à adoção de hábitos de saúde que nos permitam prevenir, tratar e melhorar os sintomas de muitas patologias.

Como você pode ver, a alimentação e a prática de exercícios físicos são muito importantes no tratamento das doenças autoimunes. No caso da tireoidite de Hashimoto, o problema não é a impossibilidade de produzir o hormônio tireoidiano por uma falha na tireoide, e sim a hiperatividade do sistema imunológico, que acaba atacando a glândula tireoide. Isso pode acontecer com outros órgãos ou tecidos a qualquer momento.

> Reduzir a inflamação e regenerar a microbiota intestinal é a solução para que o sistema imunológico volte a funcionar normalmente. Por isso, é fundamental sempre identificar a origem de qualquer patologia.

DOENÇA CELÍACA

Outra patologia autoimune mais difícil de diagnosticar é a doença celíaca. Você sabia que ela é uma doença autoimune? A maioria das pessoas acredita se tratar de uma alergia ou intolerância. Segundo a Federação de Associações de Celíacos da Espanha, estima-se que uma em cada cem pessoas sofra de doença celíaca e que cerca de 85% das pessoas afetadas não tenham sido diagnosticadas. Neste caso, dos 48 milhões de habitantes da Espanha, 480 mil seriam celíacos e 408 mil não saberiam disso — e, na minha opinião, esses números são bem mais altos. É cada vez mais comum conhecer alguém que não consegue levar uma vida normal porque tem problemas digestivos, diarreia ou simplesmente a barriga fica muito inchada ao comer qualquer coisa. Aconteceu comigo.

Há alguns anos, depois de comer, eu tinha que correr para o banheiro. Eu não sabia o porquê, mas estava claro que alguma coisa me fazia mal. Ainda me lembro da sensação angustiante de pensar que seria assim pelo resto da vida. E a parte mais chata é que piorava cada vez mais, a ponto de começarem a surgir erupções por todo meu corpo. Eu ia ao médico quase todos os dias, e a única coisa que ele me dizia é que eu estava estressada. É sério? Estressada? É verdade que naquela época eu já tinha muito trabalho e que passava por momentos difíceis, mas era óbvio que essa não podia ser a causa. Então decidi tratar a mim mesma assim como tinha tratado alguns pacientes com problemas digestivos. Comecei a seguir uma dieta anti-inflamatória e, entre outras coisas, eliminei o glúten da alimentação porque percebi que não estava me fazendo muito bem. Para minha surpresa, quinze dias depois, as erupções cutâneas haviam desaparecido completamente. E os problemas digestivos estavam melhorando. Eu não acreditei. Desde aquele dia venho seguindo uma dieta anti-inflamatória e sem glúten. Isso significa que sou celíaca? De acordo com o atual sistema de saúde da Espanha, onde vivo, não. Fiz todos os tipos de exames — voltando a comer glúten — e sempre deram negativo. Mas, cada vez que o incorporo em minha dieta, os problemas digestivos voltam. Ao que tudo indica, dar negativo nos exames é algo muito mais normal do que pensamos.

O principal obstáculo que impede que a maioria das pessoas celíacas seja diagnosticada é o fato de esta doença nem sempre apresentar sintomas com os quais possamos identificá-la. Por exemplo, tive pacientes que tinham dores de cabeça frequentes, intensas dores menstruais, aftas e prisão de ventre, e, ao fazer os exames, percebemos que eram celíacos. Ao eliminar o glúten e reduzir a inflamação conseguimos fazer desaparecer todos os sintomas. Mas custa entrar na cabeça que a doença celíaca é muito mais do que barrigas inchadas, diarreias e perda de peso. Há indivíduos que, devido à doença celíaca não diagnosticada, não conseguem perder peso porque o glúten os impede.

Como explicado anteriormente, a doença celíaca tem origem quando o sistema imunológico cria anticorpos contra o glúten, atacando as vilosidades do intestino devido à inflamação gerada. Não se trata de alergia nem intolerância, nem existem diferentes graus de doença celíaca. Todos os celíacos são afetados da mesma forma pelo glúten, embora alguns apresentem sintomas mais representativos, como diarreia após a ingestão do glúten, por exemplo. Em quem não tem diarreia, pode causar infertilidade, ou ainda, originar uma inflamação crônica que leve ao desenvolvimento de outras patologias autoimunes, como a tireoidite de Hashimoto.

Em alguém celíaco, uma ingestão mínima de glúten já é prejudicial. É por isso que é preciso ter cuidado com vestígios (pequenos pedaços) e contaminação cruzada. Isso significa que existem produtos que, embora não contenham glúten de forma natural, como as lentilhas, quando manipulados perto do trigo costumam sofrer contaminação por glúten e vestígios, o que também é prejudicial.

Caso haja a suspeita de doença celíaca, pode-se seguir os seguintes passos:

- Começar uma dieta anti-inflamatória para descartar a possibilidade de inflamação.
- Realizar os exames necessários para o diagnóstico de doença celíaca. É importante não retirar totalmente o glúten de sua alimentação até a realização dos exames, porque pode causar resultado negativo sem que o seja, o que chamamos de falso negativo. Existem muitas pessoas não diagnosticadas

que sofrem em silêncio todos os dias porque, para ser considerado celíaco, é preciso cumprir quatro entre as seguintes condições:

- Sorologia, feita por meio da medição da antitransglutaminase em exame. Costuma ser confiável em crianças menores de 4 anos, mas nem tanto no caso de adultos, porque para dar positivo é necessário apresentar atrofia nas vilosidades e ter ingerido glúten nos últimos 3 meses, no mínimo.

- Testes genéticos. Existem mais de cinquenta genes relacionados à doença celíaca. Normalmente, os celíacos sempre apresentam HLA-DQ8 e HLA-DQ2, por isso são os mais analisados. O teste é realizado por meio de um exame de sangue e, se der positivo, certamente o dos nossos pais, avós, filhos e irmãos também dará. Pode dar positivo mesmo que não haja consumo de glúten.

- Biópsia no duodeno. Por meio de uma endoscopia, coleta-se uma amostra das vilosidades do intestino e verifica-se o grau da lesão. Se houver alguma lesão, há confirmação de doença celíaca. É um dos exames mais confiáveis, mas só é válido se houver ingestão de glúten nos meses anteriores.

- Apresentar os seguintes sintomas:
    ◊ Aumento das transaminases hepáticas.
    ◊ Aumento do colesterol.
    ◊ Dores de cabeça.
    ◊ Dermatite.

- ◊ Aftas bucais, herpes labial, cáries dentárias.
- ◊ Infertilidade.
- ◊ Epilepsias.
- ◊ Anemia ferropriva.
- ◊ Menopausa precoce.
- ◊ Diarreia ou prisão de ventre.
- ◊ Gases.
- ◊ Refluxos.
- ◊ Dores menstruais.
- ◊ Fadiga.
- ◊ Outros tipos de doenças, como hipotireoidismo.
- ◊ Queda de cabelo.

- Observar se há resposta ao seguir uma dieta sem glúten, pois, quando se é celíaco, a melhora geralmente é percebida logo no início.
- Descartar outras patologias que possam estar relacionadas ao mal-estar: permeabilidade intestinal, resistência à insulina, *Helicobacter pylori*, SCBID, entre outras.

Depois que tudo acima for descartado, só resta retirar o glúten da alimentação, incluindo os vestígios, e observar se há melhora. Se ao retirá-lo for observada uma melhora apesar de não haver diagnóstico de doença celíaca, meu conselho é que você se considere sim celíaco, pois existem muitos falsos negativos. Foi o meu caso.

ESCLEROSE MÚLTIPLA

Existem muitas doenças autoimunes e não podemos falar de todas em detalhes, mas quero repetir e enfatizar que todas elas podem ter os sintomas aliviados, ser prevenidas, tratadas e até mesmo neutralizadas. E o que significa isso? Que podemos ter a doença, mas sem sintomas e sem a necessidade de medicação graças a um bom manejo do sistema imunológico. Adoro escrever isso várias vezes!

Como eu já disse, meu paciente zero foi meu marido. Ele foi diagnosticado com esclerose múltipla (EM) depois de sofrer uma neurite que o levou a perder a visão de um olho há alguns anos. Não prescreveram medicação, pois os danos eram muito leves. Nem todo mundo tem a sorte de perder a visão de um olho no primeiro surto ou de encontrar profissionais que saibam como relacioná-lo à EM. Naquele momento, porém, o mundo desabou sobre nós.

Descobri que a esclerose múltipla era uma doença autoimune e que, como tal, a progressão e os sintomas reagem à alimentação e ao estilo de vida. Percebi que poderíamos controlá-la ou, ao menos, impedir que piorasse. E assim o fizemos. Energizados, começamos a pesquisar sobre essa doença. E digo "nós" porque ele também começou a investigar e a fazer os cursos comigo enquanto colocávamos tudo em prática juntos. Foi quando realmente aprendi a respeito da nutrição anti-inflamatória. A cada dia eu me atrevia a tratar os pacientes de forma mais aprofundada e a explorar os sintomas, exames e sensações.

A neurologista nos diz que o caso de Alberto não tem explicação, pois nunca viu nada igual em todos os anos de experiência tratando pacientes com EM. Além disso, ao mesmo tempo, vimos muitas histórias de sucesso em consultas com pacientes com doenças autoimunes. Hoje, cinco anos após o diagnóstico, meu marido segue sem precisar de medicação. As lesões que teve no início foram as únicas até o momento e nas ressonâncias mal são visíveis porque estão começando a cicatrizar. É preciso destacar que não se trata apenas de sorte e acaso — ainda que um pouco também faça parte —, porque por trás disso tudo há um esforço inicial para cuidar-se e manter-se saudável, que depois se transforma em rotina e em algo sem o qual você não consegue mais viver, pois se sente tão bem que seu corpo pede para seguir assim. A alimentação dele é anti-inflamatória, ele faz exames de sangue completos a cada seis meses para verificar nutrientes e parâmetros importantes, toma os suplementos necessários e seu estilo de vida é muito saudável. É isso que o faz se sentir melhor do que antes de ser diagnosticado com a doença.

Quero esclarecer que meu marido não está tomando medicação porque sua neurologista optou por não o medicar, uma vez que suas lesões iniciais foram mínimas e ele apresentou uma excelente evolução. Nem todos os casos são iguais e às vezes a medicação é necessária. A medicação nunca deve ser eliminada ou reduzida de forma aleatória, pois isso requer a avaliação de um médico especialista na doença. Podemos pedir segundas, terceiras ou quartas opiniões, mas nunca agir por conta própria.

> Luiza, de 56 anos, procurou-me para perder os 20 quilos que tinha a mais. Disse-me que não sabia se conseguiria, pois usava cadeira de rodas devido ao impacto da EM. Eu a encorajei a começar e disse que poderia ser muito bom para tratar a doença. Ela ficou animada e iniciou um plano anti-inflamatório.
> Três meses depois, ela me escreveu dizendo:

"Estou me sentindo muito bem, minhas dores diminuíram e estou percebendo grandes mudanças no meu corpo. Perdi 6 quilos, 9 centímetros na cintura, 12 na barriga e 7 na perna. Esta é a melhor coisa que poderia ter acontecido comigo em muito tempo. Encontrei meu novo estilo de vida."

Ela continuou com o plano por mais 3 meses e me escreveu novamente:

"É incrível, não só estou feliz com o peso que estou perdendo mesmo sem conseguir praticar exercícios físicos, mas também melhorei emocional e motoramente. Consigo andar de muletas e não tive nenhum surto desde que comecei o plano anti-inflamatório."

Conseguimos com que Luiza, cadeirante, com excesso de peso, dores frequentes e mobilidade muito reduzida perdesse peso, reduzisse suas dores e fosse capaz de andar com ajuda. É maravilhoso o que a alimentação e, é claro, o grande esforço da paciente conseguiram fazer.

Há algum tempo contei o caso da Luiza numa entrevista, e uma amiga me escreveu perguntando se o que eu tinha relatado era verdade. Ela me disse que era tão inacreditável que sabia que muitas pessoas iriam duvidar que pudesse ser real. Achei que se ela, sendo minha amiga, podia duvidar, não queria nem imaginar quem não me conhecia. Acredite ou não, você não tem nada a perder tentando. Pelo contrário, ganhará saúde e, com ela, qualidade de vida.

O CÂNCER E O QUE PRECISAMOS SABER SOBRE ELE

Chegando a este ponto, entendemos o papel que a alimentação desempenha na progressão, na redução dos sintomas e, em muitos casos, na neutralização da doença. Mas e se nossa genética determinar que precisamos sofrer? Podemos fazer algo a respeito? Claro que sim! Você se lembra do capítulo 5, quando falamos de epigenética? Podemos mudar a predisposição dos genes por meio da alimentação e evitar que uma patologia se desenvolva, algo que devemos aproveitar, já que não se sabia disso antes. Agora temos a oportunidade de tomar providências para prevenção, tendo o sistema imunológico forte e ativado para que responda a qualquer ataque e, além disso, não se engane na identificação da ameaça.

O câncer, a doença mais temida da atualidade e que ceifa a vida de muitas pessoas todos os dias, é consequência do crescimento descontrolado de células que invadem o corpo. Uma célula cancerosa é uma célula normal que sofre mutação genética por vários motivos, incluindo inflamação crônica do corpo e hábitos insalubres, como o tabagismo ou a exposição excessiva a toxinas ambientais. Quando isso acontece, o sistema imunológico pode entrar em ação para impedir que a célula continue se reproduzindo e um câncer se desenvolva, ou que a célula mutada encontre um ambiente favorável para crescer porque o sistema imunológico hiperativo não sabe como identificá-la como célula maligna.

O ambiente favorável ao câncer é caracterizado por uma inflamação crônica, uma disbiose ou um desequilíbrio da microbiota intestinal, deficiência de vitamina D — da qual falaremos mais adiante —, picos de glicose no sangue, má alimentação, estresse ou conflitos não resolvidos, falta de exercício físico, isolamento social ou estresse oxidativo — relacionado ao envelhecimento precoce, do qual também falaremos nas próximas páginas.

O caso da minha avó me motivou a continuar me especializando em nutrição anti-inflamatória. Em 2018, ela foi diagnosticada com câncer de pâncreas aos 73 anos. Uma pessoa forte, alegre, saudável, com vontade de viver. Para mim, ela era como uma mãe, minha confidente, aquela que me apoiava em todas as decisões que eu tomava. Talvez você me entenda. Vovó faleceu 12 meses depois, e foi a maior dor que eu já senti. Meu peito ainda dói e já se passaram anos. Ela teve problemas digestivos durante toda a vida, refluxo e distensão abdominal. O médico sempre lhe dizia que eram gases e não dava muita importância, mas aquelas dores não eram normais. Tenho certeza de que se eu tivesse as informações atuais e reduzíssemos a inflamação, o tumor não teria se desenvolvido. Naquela época eu não tinha o conhecimento que tenho hoje, mas por ela lutei e luto todos os dias. Quero ajudar muitas pessoas que, assim como minha avó, não sabem que sofrem de inflamação e podem fazer muitas coisas para evitar que seu quadro piore e até acabe com sua vida.

LEMBRE-SE:

As doenças autoimunes se desenvolvem no corpo porque ele ataca, por engano, as próprias células, tecidos e órgãos, identificando-os como uma possível ameaça ou patógeno.

A doença celíaca e a tireoidite de Hashimoto são doenças autoimunes muito comuns, e, em geral, não são facilmente diagnosticadas. Essas patologias sem diagnóstico ou solução podem desencadear outras mais graves.

A alimentação anti-inflamatória, junto com hábitos saudáveis, pode ajudar a frear o desenvolvimento de muitas doenças, como as autoimunes ou o câncer.

Existem fatores ambientais e genéticos que não dependem de nós, mas, se tivermos um corpo saudável, equilibrado e desinflamado, seremos muito menos afetados por conta da epigenética e da capacidade do corpo de filtrar e limpar o organismo, desde que tudo funcione normalmente.

Caso não tenha sido possível evitar o desenvolvimento da patologia, por meio desses hábitos podemos aliviar os sintomas e reduzir ou mesmo eliminar a medicação, mantendo-nos estáveis.

Espero que isso motive você a se cuidar para ganhar saúde e qualidade de vida... <3

8. Os hormônios nos revolucionam

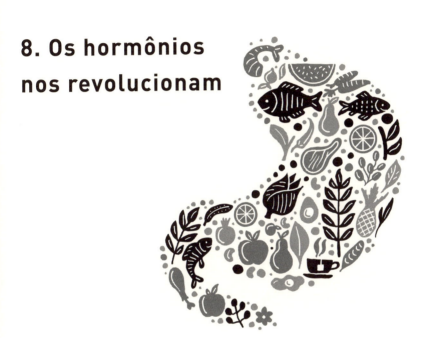

"Os hormônios nos revolucionam" me parece uma frase muito representativa do que pode acontecer no corpo quando sofremos alterações hormonais, uma vez que elas têm forte impacto tanto no funcionamento dos processos naturais quanto no humor de uma pessoa.

Os hormônios são substâncias químicas que agem como mensageiros. Produzidos por glândulas como a tireoide, a hipófise ou a suprarrenal, entre outras, são liberados na corrente sanguínea para enviar vários sinais ao organismo, como, por exemplo, no caso da melatonina, para avisar que é hora de dormir. Além disso, desempenham um papel importante em algumas funções, como manter níveis estáveis de açúcar no sangue (insulina), regular o ciclo menstrual e manter a saúde do aparelho reprodutor (estradiol), ou ajudar a controlar a sensação de saciedade ou regular a ingestão alimentar (leptina). Eles também podem influenciar nas mudanças de comportamento e humor, como é o caso do cortisol, ligado ao estresse.

Os hormônios nos acompanham em todas as fases da vida, com ênfase em épocas específicas e precisas como a puberdade, o ciclo menstrual, a gravidez, o parto e a menopausa. Sofremos diversas alterações hormonais que podem prejudicar nossa qualidade de vida se o organismo não estiver em ótimas condições. Isso afeta principalmente as mulheres. Por isso, vamos nos concentrar na saúde hormonal feminina.

O CICLO MENSTRUAL

Quando sofremos essas alterações hormonais, ocorrem mudanças no organismo que levam à inflamação, como no caso da diminuição do estrogênio. Durante o ciclo menstrual, e especialmente quando entramos na menopausa, o estrogênio diminui e ficamos inflamadas, daí o desconforto pré-menstrual e os sintomas da menopausa. Quanto maior a inflamação crônica no corpo, maiores os sintomas. É por isso que há mulheres que nem percebem que a menstruação vai começar, enquanto outras não conseguem viver sem medicação para a dor.

É importante conhecer o ciclo menstrual para poder entendê-lo por completo. Ele dura aproximadamente 28 dias, embora isso dependa da pessoa e do mês. É composto por quatro fases, que se repetem ciclicamente, e o objetivo principal de cada ciclo é nos preparar caso ocorra uma gravidez. Durante esse processo, notamos mudanças de humor dependendo dos hormônios que predominam e, além disso, alterações físicas como inflamações em algumas partes do corpo.

Fase menstrual

Começa no primeiro dia de sangramento da menstruação e geralmente dura entre 3 e 7 dias. Nela ocorre a descamação do endométrio, camada que cobre o interior do útero e que foi criada durante o ciclo anterior com o objetivo de nutrir o óvulo no caso de implantação embrionária, iniciando a gravidez. Quando não há fecundação, nos livramos dele por meio da menstruação. Nessa fase, o estrogênio e a progesterona estão baixos, o que pode causar fadiga e sintomas menstruais.

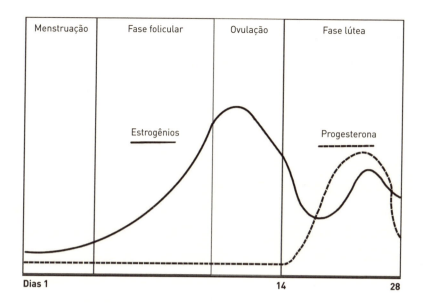

Fase folicular

Após a menstruação, entramos na fase em que o corpo começa a se preparar para outra possível gravidez. Ela ocorre do dia 6 até aproximadamente o dia 13, e a chamamos assim porque os folículos ovarianos começam a amadurecer. Eles se encontram nos ovários, e cada um deles contém um óvulo imaturo.

Em cada ciclo menstrual, um folículo se torna dominante e começa a se desenvolver para, posteriormente, ser liberado durante o processo de ovulação. Nesta fase, os estrogênios começam a aumentar, ajudando a controlar novamente o crescimento do endométrio para uma possível implantação. Devido ao aumento de estrogênio, ocorre uma elevação da serotonina e da dopamina, dando a sensação de mais energia, bem-estar e melhora no humor.

Ovulação

Ocorre aproximadamente na metade do ciclo, entre os dias 14 e 28. Este é o momento em que o óvulo maduro é liberado de um dos ovários e está pronto para ser fecundado. Os estrogênios atingem o ponto mais alto, o que aumenta o desejo sexual e mantém a energia da fase anterior.

Fase lútea (pré-menstrual)

Após a ovulação, o corpo se prepara para uma possível gravidez. O nome dessa fase se deve ao fato de que nela se forma um corpo lúteo, cuja principal função é produzir progesterona, fazendo o endométrio ficar mais espesso para que o óvulo fecundado possa se desenvolver. Ou seja, é graças a essa fase que a gravidez pode ocorrer. Por outro lado, os estrogênios atingem o nível mais baixo para preparar o óvulo para a possível implantação e para prevenir uma ovulação secundária que possa levar a uma gravidez múltipla.

Neste momento, estando o estrogênio tão baixo e a progesterona tão alta, sofremos a chamada síndrome pré-menstrual: ficamos inflamadas, desmotivadas, com mais fome, e nossa capacidade de regular a glicose no sangue diminui. Se não houver gravidez, a progesterona diminui novamente, e o ciclo recomeça com a menstruação, quando tudo se desprende através da vagina.

> O estrogênio e a progesterona são imprescindíveis, mas a variação nos seus níveis causa inflamação.

O aumento da progesterona durante a fase lútea, e também durante a gravidez, provoca uma inflamação aguda — e necessária

— no corpo. É por isso que na fase pré-menstrual notamos desconfortos como sensibilidade mamária, dores ovarianas e inflamação/retenção de líquidos. Isso também ocorre em decorrência da diminuição do estrogênio, que tem funções essenciais: além de ser responsável pelo desenvolvimento sexual secundário durante a puberdade, pelo crescimento das mamas, pelo alargamento do quadril, pela maturação dos órgãos reprodutivos e por viabilizar o ciclo menstrual, esse hormônio também:

- Ajuda-nos a ter uma densidade óssea adequada, o que reduz o risco de osteoporose.
- Contribui para a formação de colágeno, que nos ajuda a manter as mucosas genitais, gerar lubrificação e manter a pele, o cabelo e as unhas em bom estado.
- Tem um efeito protetor contra doenças cardiovasculares.
- Influencia na distribuição da gordura e na regulação do apetite.
- Pode regular a sensibilidade à glicose e ajudar a manter estável o nível dela no sangue.
- Influencia no humor, pois ajuda a liberar o triptofano, precursor da serotonina que atua como um antidepressivo natural.

Não é lógico, então, que as mulheres tenham dores menstruais?

DESCONFORTOS MENSTRUAIS E DESEQUILÍBRIO HORMONAL

Devemos ter em mente que esses desconfortos devem ser leves. Se sentirmos uma dor insuportável, que nos obriga a tomar medicamentos para conseguir viver normalmente, não devemos nos acomodar. É certo que estamos sofrendo mais inflamação do que o normal. Deixe-me explicar. É comum ficarmos um pouco inflamadas durante o processo menstrual, pois, como vimos, a alteração hormonal na fase lútea pode causar uma inflamação aguda, que conseguimos frear com o sistema imunológico e da qual nos recuperamos após apresentar apenas sintomas simples. Mas, há duas razões que levam à progressão da inflamação e a apresentarmos sintomas muito fortes:

Devido a uma inflamação crônica prévia

Como aconteceu comigo há alguns anos. Cada vez que menstruava era uma odisseia. Sentia pontadas terríveis nos ovários, enxaquecas insuportáveis, uma vontade louca de comer doces e um inchaço anormal na barriga e no rosto. Foi assim até eu começar a dieta anti-inflamatória e eliminar o glúten. É claro que não fiz essa mudança com essa intenção, pois não tinha conhecimento disso, mas com a intenção de melhorar meus problemas digestivos, como comentamos no capítulo anterior.

Eu tinha o costume de tomar um ibuprofeno assim que sentia o primeiro desconforto, pois, se deixasse a dor começar, passava muito mal. Um dia, ela me pegou fora de casa, eu não tomei nada e foi então que percebi que não era para tanto. Cheguei a pensar que antes disso eu tinha sido uma reclamona que não aguentava a dor e que já estava amadurecendo, porque acreditava que essa seria uma condição para toda a vida. Desde então, passei a esperar a dor aparecer antes de tomar o anti-inflamatório. Houve meses em que precisei fazê-lo e outros em que não. Dependia de eu ter menstruado regularmente, pois eu tinha períodos tão irregulares que podia passar meses sem menstruar e notava cada uma das mudanças de humor descritas multiplicadas por três. Aos poucos, meu fluxo começou a regular, e eu senti cada vez menos dores e sintomas. Até que, no momento, estou menstruada enquanto escrevo este livro e nem me lembro disso. Obviamente, ainda sinto pequenas pontadas nos ovários e o cansaço do primeiro dia, inclusive mais fome, mas consigo levar uma vida normal, como deve ser.

Devido a alguma doença subjacente (endometriose ou sop)

Normalmente, são consequência da inflamação que ocorre no corpo após o hiperestrogenismo ou acúmulo dos estrogênios. Em geral ocorre por conta de:

- Níveis elevados de estresse, que causam diminuição da progesterona.
- A má eliminação dos estrogênios pelo fígado.
- Uma disbiose intestinal que provoca a reabsorção de estrogênios no intestino (aqui podemos ver que a microbiota está relacionada a todos os aspectos da saúde).
- Exposição excessiva a toxinas ou disruptores endócrinos. Como eu disse no capítulo 1, estes podem ser confundidos com os próprios hormônios. Os estrogênios têm uma estrutura muito semelhante e utilizam a mesma via de eliminação.

Os estrogênios não deveriam ser acumulados, uma vez que, em condições ideais, são eliminados através da urina ou da bílis. Mas já sabemos que, se o corpo não estiver funcionando de forma correta, não conseguirá desempenhar bem as funções normais em algumas áreas.

Esses níveis elevados de estrogênio podem causar consequências como síndrome pré-menstrual acentuada, dor durante a menstruação, retenção de líquidos, sangramento muito intenso com coágulos, sintomas digestivos, cãibras frequentes, dificuldade para perder peso, ansiedade ou depressão, pelos faciais, excesso de corrimento vaginal, cistos mamários, menstruação irregular, doenças autoimunes... No caso de hiperestrogenismo, uma dieta anti-inflamatória e a adoção de hábitos saudáveis levarão ao alívio dos sintomas e a uma melhora nas patologias que possam ter sido causadas em decorrência dele.

MENOPAUSA

Como visto, durante a menopausa sofremos uma diminuição do estrogênio e da progesterona porque os ovários diminuem de forma gradativa a produção dos hormônios sexuais. É algo que costuma nos preocupar muito porque vemos essa fase como uma das piores que a mulher pode atravessar. E é verdade que muitas passam por ela sofrendo. Isso ocorre por dois motivos: ou porque apresentam inflamação crônica quando atingem a menopausa, ou porque a menopausa chega sem aviso prévio após uma operação.

A verdade é que, a partir de certa idade, o metabolismo começa a mudar devido à diminuição dos hormônios sexuais femininos e ao aumento dos hormônios masculinos (andrógenos). Mesmo se nos alimentarmos da mesma forma, o corpo não funcionará igualmente por vários motivos:

Aumento do acúmulo de gordura

Durante a idade fértil, graças à presença dos estrogênios, tendemos a acumular gordura na região do quadril, enquanto na menopausa ela se concentra na região abdominal (por causa dos andrógenos), o que costumamos chamar de gordura flutuante. Esse acúmulo causa maior inflamação no corpo e, por sua vez, maior resistência à insulina.

Maior resistência à insulina

Já falamos dela e sabemos que quando temos resistência à insulina nossa capacidade de reduzir os níveis elevados de glicose no sangue é reduzida, uma vez que a ação da insulina dificulta a entrada da glicose nas células. E, na menopausa, essa resistência se deve à inflamação gerada pela queda dos estrogênios. Se houver inflamação crônica subjacente antes da chegada da menopausa, ela se tornará ainda mais acentuada, podendo desencadear diretamente diabetes tipo 2.

Por outro lado, a resistência à insulina leva ao acúmulo de gordura porque, como já sabemos, a glicose que não consegue entrar nas células e que não é armazenada em forma de glicogênio pelo fígado e pelos músculos se acumula como gordura no corpo. A tendência é a glicose ficar retida na região abdominal como gordura visceral, acabando por envolver os órgãos, levando-os a não trabalhar tão bem e a fazer esforço extra, o que provocará uma inflamação maior. É a serpente mordendo a própria cauda. Portanto, acabar com o ciclo mediante uma dieta anti-inflamatória, reduzindo os picos de glicose, é o ideal para reduzir a resistência à insulina, a inflamação e para melhorar a recomposição corporal.

Retenção de líquidos (não confundir com inflamação)
Muitas vezes pensamos que se trata de retenção de líquidos e nos conformamos com isso. A retenção é um sintoma da inflamação.

Problemas digestivos
O aumento da inflamação também provoca uma maior predisposição para azia, diarreia, prisão de ventre, sensação de peso etc. Ao combatê-la, podemos notar uma melhora significativa.

Diminuição da energia
Durante o ciclo menstrual podemos nos sentir com mais ou menos energia dependendo dos hormônios que estiverem predominantes. Quando há aumento de estrogênios, há maior liberação de triptofano, que é o precursor da serotonina, e, portanto, mais vitalidade, melhorando nosso humor. Por outro lado, durante a menopausa, os neurotransmissores como a serotonina e a dopamina diminuem, o que reduz nossa energia e nos leva a sofrer sintomas de depressão ou ansiedade. Isso deixa o metabolismo mais lento, predispondo-nos a um maior acúmulo de gordura e ao ganho de peso. Além disso, nos sentimos desmotivadas a praticar exercícios, o que pode potencializar a diminuição da massa muscular, que já é afetada de forma natural nesta fase.

Diminuição da massa óssea

Os ossos mantêm uma estreita relação com os hormônios, pois eles contêm receptores hormonais que modulam o crescimento e a regeneração óssea. Durante a menopausa, esses receptores são muito afetados, o que nos torna mais predispostas a sofrer de uma das patologias mais frequentes: a osteoporose. Além disso, a diminuição da massa muscular natural nessa fase também desempenha um papel relevante na proteção dos ossos. Por isso, aumentar o exercício de força é importante para desenvolver mais massa muscular e proporcionar uma melhor proteção aos ossos.

São cometidos muitos erros no tratamento dessa condição. Normalmente, preocupamo-nos apenas com a ingestão de cálcio para que os ossos não enfraqueçam, mas o grande problema está no método de absorção, e nisso a vitamina D é fundamental.

Ondas de calor, ou fogacho

É um dos sintomas mais comuns e incômodos da menopausa. Trata-se de aumentos súbitos da temperatura corporal acompanhados de sudorese e vermelhidão da pele. Estão relacionados à diminuição dos estrogênios e são altamente regidos pelo estresse, o que os torna difíceis de controlar. Observa-se uma melhora nas ondas de calor ao manter níveis ideais de magnésio no sangue. A maioria da população tem níveis baixos, por isso, minha recomendação é aumentar o consumo de alimentos como oleaginosas, abacate ou soja, que também contêm isoflavonas, substâncias que também ajudam a aliviar outros sintomas da menopausa. Se isso não for suficiente, podemos complementar com bisglicinato de magnésio ou com outros adjuvantes como o açafrão ou o vitex. Sempre com recomendação de um profissional de saúde.

Diminuição do colágeno

O estrogênio contribui para a formação do colágeno natural. Durante a menopausa, apesar de sua diminuição, podemos percebê-lo na produção da mucosa genital e na lubrificação ou, ainda, na qualidade da pele, unhas e cabelo. Os estudos sobre a ingestão de colágeno em suplementos apontam que a maioria não é eficaz. Recomendo sempre tentar consegui-lo aumentando o consumo de proteínas animais, como peixes, carnes, frutos do mar, moluscos e ovos, acompanhados de alimentos ricos em vitamina C, como frutas cítricas, kiwi, frutas vermelhas, pimentão vermelho etc.

Um prato do qual falaremos no próximo capítulo e que considero ideal para obter colágeno de forma natural é o caldo de ossos, já que, durante o cozimento, o colágeno é extraído dos ossos e nós o ingerimos em forma de caldo. Essa e outras receitas estarão disponíveis ao final do livro.

Diminuição da proteção contra doenças cardiovasculares

Na menopausa, perdemos a capacidade de evitar o desenvolvimento de doenças cardiovasculares, que se tornam mais frequentes. Mas podemos nos proteger com uma alimentação anti-inflamatória e balanceada. Falaremos disso e do famoso colesterol nos próximos capítulos.

Insônia

É outro sintoma, embora seja cada vez mais comum em qualquer idade devido ao estilo de vida que adotamos. Aumentar a exposição à luz do sol, jantar mais cedo e reduzir as luzes artificiais e o uso de telas à noite pode nos ajudar a dormir melhor.

Dificuldade para perder peso

Todos os dias recebo mais e-mails de mulheres angustiadas porque não conseguem perder peso durante a menopausa, e isso se dá pela tendência de sempre cometer os mesmos erros:

Fazer dietas restritivas e passar fome
Na menopausa, o corpo tende a ganhar gordura e a ficar inflamado. A maioria das mulheres acha que o melhor é não comer e pronto, até porque, "se eu não comer, eu emagreço". Assim, iniciam o ciclo de dietas restritivas que, como vimos no capítulo 2, apenas prejudica o metabolismo e são pró-inflamatórias. A inflamação provocará um maior acúmulo de gordura e, além disso, intensificará os sintomas da menopausa. Esse tipo de dieta não é recomendado em nenhuma etapa da vida, muito menos durante a menopausa, uma vez que a necessidade de proteínas, minerais ou vitaminas é maior devido à má absorção de nutrientes causada pela inflamação crônica do corpo. Com esse tipo de dieta, sabemos que não fornecemos os nutrientes necessários ao nosso corpo (longe disso, passamos fome, o que gera maior ansiedade pela comida).

DIETAS RESTRITIVAS → PASSAR FOME → ESTRESSE, FALTA DE NUTRIENTES, REDUÇÃO DA GORDURA → INFLAMAÇÃO → PIORA DOS SINTOMAS DA MENOPAUSA

Eliminar a gordura
Durante a menopausa, o consumo de gorduras saudáveis é essencial, uma vez que os hormônios são compostos de gordura, e esta, por sua vez, fornece a energia que o metabolismo precisa para funcionar

de forma mais ativa, amenizando a desaceleração mencionada anteriormente. Isso nos faz ver o quanto estamos errados em relação às gorduras. Normalmente, por medo de aumentar o acúmulo no corpo ou de desenvolver patologias cardiovasculares, eliminamos as gorduras da alimentação. Como veremos, as do tipo saudável não estão relacionadas a nenhum desses dois fatores. "Coma gordura e livre-se da inflamação" é uma frase que sempre repito e à qual dediquei um capítulo inteiro deste livro.

Achar que come de forma saudável, mas seguir uma alimentação pró-inflamatória
É outro dos erros mais frequentes. Sempre que pergunto às minhas pacientes sobre sua alimentação no início do tratamento, elas costumam responder que é saudável. Ao analisar detalhadamente, percebo que pode ser uma alimentação balanceada, mas não é saudável nem anti-inflamatória. Devemos ter cuidado com esses conceitos para ter certeza de que estamos comendo de forma saudável. Se alimentar com consciência é vital e vamos trabalhar nisso nos próximos capítulos.

Quantas mudanças radicais ocorrem durante a menopausa... Não à toa, iniciei o capítulo afirmando que os hormônios nos revolucionam. Certamente já é possível entender que isso faz todo o sentido, não é mesmo? É importante estarmos cientes de que todas passaremos por cada um dos ciclos hormonais, e tomara que assim seja. Não precisamos encará-lo como o processo negativo que ouvimos falar, mas como um processo de aprendizagem e de autoconhecimento. É verdade que sofremos muitas transformações às quais não estamos habituadas, mas meu conselho é que aprendamos a ouvir e a compreender nosso corpo, e ele sozinho nos dirá do que precisa.

> Devemos respeitar nosso tempo e aceitar as mudanças, mas sem nos conformarmos com a sensação de inflamação crônica, seus sintomas ou o mal-estar. É possível alcançar grandes mudanças mantendo bons hábitos e uma dieta anti-inflamatória.

PREPARAR O CORPO PARA AS FASES IMPORTANTES DA VIDA

Assim como quando nos casamos arrumamos tudo para que não falte nenhum detalhe no grande dia, devemos fazer o mesmo com nosso corpo antes da chegada dos períodos fundamentais. Isso terá um impacto positivo em nossa qualidade de vida e saúde futura. Trago vários exemplos:

- Se uma menina apresentar inflamação no corpo, pode ter consequências que afetem seu desenvolvimento físico e hormonal. Entre elas, puberdade precoce, aumento da acne, sobrepeso ou obesidade, alteração no desenvolvimento sexual etc.
- Uma mulher que se prepara para a gravidez e evita a inflamação crônica melhorará sua saúde e ajudará o bebê a se desenvolver e a nascer com uma microbiota mais saudável.

- Um homem inflamado terá pior qualidade de esperma e níveis mais baixos de testosterona. É por isso que a preparação para ser pai também é muito importante.
- Quando uma mulher que tem inflamação crônica chega à menopausa, geralmente apresenta sintomas e mudanças mais significativas no corpo do que mulheres que não sofrem de inflamação.

De fato, não deveríamos precisar dessa preparação porque todos deveríamos estar desinflamados, já que a inflamação interfere numa infinidade de aspectos, alguns já vistos e outros que ainda veremos. Mas, caso sua alimentação e estilo de vida não sejam bons em geral, minha recomendação é que você pelo menos se prepare para esses processos de alterações hormonais. É algo que depende de nós mesmas e, como sempre digo, é fundamental nos amarmos e nos priorizarmos.

E se eu tiver 60 anos, não há mais nada que possa fazer? Nunca é tarde, podemos conseguir muito mais do que pensamos. Não temos ideia da qualidade de vida que poderíamos ganhar com uma mudança de estilo de vida.

Paloma era uma mulher de 60 anos que estava na menopausa desde os 48. Por se tratar de uma menopausa precoce, afetou muito sua qualidade de vida, com sintomas e um ganho de peso de 20 quilos. Depois de muitas dietas sem sucesso, e desesperada devido ao aumento de peso, insônia e depressão, ela decidiu começar uma dieta anti-inflamatória após assistir a um vídeo meu nas redes sociais.

Depois de 12 anos tentando perder peso e melhorar, em 5 meses e meio, Paloma perdeu 13 quilos e quase 15 centímetros de cintura, abdômen e quadril. Ela me disse que adorava esse tipo de alimentação porque não era uma dieta na qual se passava fome, mas uma com receitas repletas de sabor que a motivavam. O principal erro dela foi focar em eliminar gordura e em se suplementar com tudo o que lia em revistas ou redes sociais, sem focar primeiro numa alimentação anti-inflamatória. Além disso, ela mencionou a grande mudança que tinha notado no humor e no sono, incluindo a redução das ondas de calor.

Paloma é um exemplo de que é possível mudar hábitos, perder peso e aliviar sintomas, mesmo estando na menopausa há 12 anos e 20 quilos acima do peso enquanto fazia dietas e mais dietas que acabaram deixando-a ainda mais inflamada.

--- LEMBRE-SE: ---

Os hormônios são substâncias químicas essenciais que agem como mensageiros e que são liberados na corrente sanguínea para desempenhar funções no corpo. Sem eles, não poderíamos viver.

Se sofremos de inflamação crônica, essas alterações hormonais que ocorrem ao longo da vida podem nos afetar mais do que o necessário, com sintomas como dores, acne, ondas de calor e infertilidade, entre outros.

Não devemos normalizar as dores que nos impedem de aproveitar o dia a dia. É verdade que esses pequenos desconfortos podem ser consequência de uma inflamação aguda que ocorre no corpo principalmente pela diminuição do estrogênio e pelo aumento da progesterona, mas apresentar sintomas mais fortes pode ser um indício de que algo não está bem.

Durante a menopausa, devido ao aumento dos hormônios masculinos, sofremos uma infinidade de alterações, como o acúmulo de gordura na região abdominal e a desaceleração do metabolismo. Fazer dietas restritivas ou eliminar gorduras é a pior coisa que podemos oferecer ao corpo nesse momento, embora essa seja a opção da maioria das mulheres.

Devemos preparar o organismo para as fases da vida em que ocorrem grandes alterações hormonais por meio da alimentação e de hábitos anti-inflamatórios.

Mesmo que já estejamos na menopausa há anos e acreditemos que é impossível fazer uma mudança por meio da alimentação, não devemos desistir, porque muitas mulheres conseguem isso todos os dias.

9. O colesterol, as doenças cardiovasculares e a inflamação

O colesterol é uma molécula essencial ao organismo e tem muitas funções das quais dependemos para poder viver. Entre elas, a contribuição para a metabolização adequada da vitamina D. Por isso, em muitas ocasiões, a deficiência dessa vitamina pode estar relacionada ao desequilíbrio do colesterol e o contrário, a um aumento do colesterol devido à sua deficiência.

O colesterol também é crucial para a produção de hormônios sexuais, o que significa que não é recomendado manter seus níveis baixos, especialmente durante a menopausa ou ao tentar engravidar. Além disso, ele desempenha um papel fundamental na produção de ácidos biliares e na absorção de nutrientes importantes como o cálcio.

> É verdade que o colesterol está relacionado ao acúmulo de placas nas artérias, mas isso não significa que ele seja ruim.

Como já sabemos, o ataque cardíaco é causado pelo acúmulo de placas nas artérias que impede o sangue de chegar ao coração. Mas será que as pessoas que têm colesterol alto sempre acumulam placas nas artérias? A resposta é não, porque o que realmente obstrui as artérias são os triglicerídeos, que aumentam o risco de infarte.

Como saber se o colesterol está nos afetando? Nos exames de sangue, geralmente são medidos quatro parâmetros relacionados ao colesterol: o HDL (lipoproteína de alta densidade), o LDL (lipoproteína de baixa densidade), o VLDL (lipoproteína de muito baixa densidade) e o colesterol total, que é a soma de todos os anteriores. Atualmente, o limite de colesterol total é de 190 mg/dl, e se o ultrapassarmos aparecerá um pequeno asterisco (*), indicando que estamos acima dos níveis normais. Muitas vezes, é quando ele aparece que começamos a nos preocupar, e o médico até nos prescreve estatinas — um medicamento para abaixar o colesterol. Porém, é importante considerar parâmetros como os triglicerídeos, o HDL, o LDL, o VLDL, a glicose ou a vitamina D, entre outros, para ter um quadro completo da saúde cardiovascular e determinar se o medicamento é necessário ou não.

O HDL, considerado "colesterol bom", deve ser mantido em níveis adequados, idealmente acima de 40 mg/dl. Ele oferece muitos benefícios, entre eles, a função de eliminar o excesso de colesterol das células e a de manter as artérias limpas. Também tem propriedades anti-inflamatórias, que protegem as artérias de inflamações. Manter um estilo de vida saudável junto com uma alimentação anti-inflamatória proporciona o aumento do HDL.

Como dito anteriormente, o colesterol total é a soma de todos os tipos de colesterol, entre os quais o HDL. Caso o HDL esteja muito elevado (algo bom para nós) e o colesterol total ultrapassasse os 190 mg/dl estabelecidos como ideais, classificar esse colesterol total elevado como negativo sem um olhar detalhado seria um grave erro.

Por outro lado, temos o colesterol LDL (lipoproteínas de baixa densidade), que conhecemos como "colesterol ruim". Sua principal função é transportar o colesterol do fígado, onde é produzido, aos tecidos e células do corpo para utilizá-lo como combustível para realizar todas as funções já mencionadas. Agora entendemos que não é bom ter colesterol baixo, mesmo que seja o LDL.

O verdadeiro perigo está no colesterol que resta depois de o fígado e os tecidos consumirem a quantidade de que precisam. Esse é o chamado colesterol remanescente, e é encontrado no VLDL, no IDL (lipoproteína de densidade intermediária) e nos quilomícrons. Essas lipoproteínas transportam principalmente os triglicerídeos absorvidos pelo trato digestivo ou produzidos pelo fígado.

Já vimos que os triglicerídeos são os principais responsáveis pelo acúmulo de placas nas artérias. Portanto, o mais importante para a saúde cardiovascular é que o colesterol remanescente esteja baixo no sangue. Ter um VLDL elevado pode nos dizer que não temos uma boa saúde cardiovascular. Além disso, como o colesterol remanescente é composto por lipoproteínas ricas em triglicerídeos, a análise da quantidade de triglicerídeos no sangue nos dirá muito sobre a saúde cardiovascular. Meu conselho é mantê-lo entre 40-80 mg/dl, e quanto mais próximo de 40, melhor, pois assim poderemos comprovar que o colesterol remanescente está baixo.

> É importante manter o VLDL e os triglicerídeos baixos, desde que o HDL esteja elevado e o LDL, estável.

O problema é que existem outros fatores de risco que também podem causar o acúmulo de colesterol em forma de placa arterial. Se o corpo estiver muito inflamado, as artérias também estarão. Elas têm uma camada de células em seu interior (o endotélio) que, quando é danificada, torna-se mais permeável, permitindo que as lipoproteínas passem mais facilmente para o interior das artérias. Além disso, como dito nos capítulos anteriores, essa inflamação oxida o colesterol e promove o acúmulo de placa. Portanto, se seguirmos uma dieta anti-inflamatória, reduzindo a inflamação e melhorando outros parâmetros, como as transaminases, a glicose, a insulina e o ácido úrico, mesmo que tenhamos níveis elevados de colesterol LDL e HDL, podemos ficar tranquilos. Em contrapartida, a inflamação pode fazer com que, mesmo sem níveis elevados de colesterol, este possa penetrar as artérias e causar danos cardiovasculares.

Se quisermos ser mais exaustivos ao verificar a qualidade das artérias, existem outros parâmetros que podem ser avaliados por meio de um exame de sangue, como a Apo B, proteína encontrada em todas as lipoproteínas que transportam colesterol e triglicerídeos. Cada lipoproteína tem uma molécula de Apo B, portanto, quanto maior o valor de Apo B, mais lipoproteínas transportadoras de colesterol e triglicerídeos teremos e, com isso, maior o risco de acúmulo de placas nas artérias. O valor de Apo B no sangue não deve ultrapassar 130 mg/dl. Atualmente, esse é um dos melhores preditores de saúde cardiovascular e pode ser utilizado para orientar decisões médicas na prevenção e tratamento dessas doenças. Também podemos medir o tamanho das partículas no sangue, o que é importante pois, quanto menores forem, mais fácil será para que atravessem o endotélio, a camada de células que protege as artérias.

A saúde cardiovascular, como podemos ver, é muito complexa. Então, se algum profissional de saúde concluir em poucas palavras com frases do tipo "seu colesterol está alto, tome estatinas" ou "seu colesterol está alto, mas não tem problema", e não se interessar por detalhes de sua saúde, não solicitar mais exames ou fizer poucas perguntas, procure outra avaliação médica. Há muito mais para além de um colesterol total elevado. Uma pessoa que tem colesterol total em 280 mg/dl e triglicerídeos em 50 mg/dl pode ser uma pessoa com melhor saúde cardiovascular do que alguém que tem colesterol total em 150 mg/dl e triglicerídeos em 130 mg/dl.

A mesma coisa acontece com uma pessoa sedentária que tem parâmetros lipídicos perfeitos, mas com inflamação, e cuja alimentação é pró-inflamatória. É mais provável que ela sofra um ataque cardíaco do que alguém que tem colesterol total de 300 mg/dl, sem inflamação e cuja alimentação é anti-inflamatória. Esse exemplo ajuda a explicar por que temos muitas pessoas tomando estatinas (um medicamento para baixar o colesterol), mas que, mesmo assim, sofreram um ataque cardíaco. Bom, o medicamento diminui os níveis de LDL e triglicerídeos e aumenta os níveis de HDL, mas ao mesmo tempo, ainda que em menor quantidade, se as lipoproteínas forem muito pequenas e tivermos inflamação nas artérias, elas entrarão e se acumularão, formando placas. Portanto, apesar de estarmos medicados e com níveis considerados ideais no exame, não devemos nos acomodar. Devemos potencializar a alimentação anti-inflamatória e os hábitos saudáveis para evitar danos cardiovasculares.

NEM TODO O COLESTEROL QUE INGERIMOS É ABSORVIDO

Por outro lado, geralmente se recomenda reduzir o consumo de alimentos que contenham colesterol, como ovos, queijo ou carne, mas é errônea a crença de que a ingestão desses alimentos nos faz acumular mais colesterol no organismo, pois isso se deve a um processo muito mais complexo e que envolve diversos fatores. O importante é que o consumo do colesterol se dê por meio de alimentos saudáveis e que não nos inflamem.

Quando ingerimos alimentos ricos em colesterol, os órgãos regulam internamente a quantidade de moléculas que entram no sangue. Assim que ele chega, por meio dos alimentos, o intestino controlará a absorção, impedindo que todo o colesterol ingerido vá para o sangue. Enquanto isso, o fígado, responsável por produzir a maioria do colesterol e transportá-lo por todo o corpo por meio das lipoproteínas, produzirá menos colesterol. Como podemos ver, o corpo é muito sábio e, se cuidarmos bem dele, não haverá problemas com o consumo de nenhum alimento que contenha gorduras saudáveis.

Em contrapartida, o consumo de gorduras hidrogenadas trans, como as encontradas em produtos ultraprocessados, confeitaria industrial, *fast food*, salgadinhos embalados, margarinas e óleos hidrogenados, tem um impacto muito negativo na saúde cardiovascular. Além de causar inflamação e de deteriorar as paredes das artérias, como vimos, acumulando colesterol e triglicerídeos em forma de placa, também aumenta os níveis de triglicerídeos e colesterol LDL, ao mesmo tempo que reduz o HDL.

A alimentação que uma pessoa com uma doença cardiovascular ou com colesterol e triglicerídeos elevados deve seguir é a mesma recomendada para o restante da população: saudável, variada e anti-inflamatória, na qual estejam presentes verduras e frutas, proteínas de grande valor biológico e gorduras saudáveis, entre outros, e na qual o consumo de açúcar, gorduras hidrogenadas e oxidadas, adoçantes ou bebidas carbonatadas seja limitado. Além disso, é fundamental acompanhar essa dieta com exercícios físicos, boa culinária, uma boa noite de sono, descanso metabólico e contato com a natureza. Não obstante, nos próximos capítulos, veremos isso com mais detalhes.

---————— LEMBRE-SE: —————

O colesterol é uma molécula que desempenha uma infinidade de funções e sem a qual não poderíamos viver. Portanto, tê-lo em níveis baixos não é bom.

Em momentos de alterações hormonais precisamos do colesterol, pois ele é essencial para a produção dos hormônios sexuais. Por isso mesmo, é comum que ele aumente em determinadas ocasiões.

Nem todas as pessoas com colesterol alto apresentam risco cardiovascular. Devemos observar outros parâmetros no exame para nos certificar disso.

Se tivermos inflamação crônica, também a teremos nas artérias, e isso fará com que o colesterol e os triglicerídeos se acumulem em forma de placa arterial.

Mesmo sem apresentar níveis elevados de colesterol ou triglicerídeos no sangue, é possível sofrer danos cardiovasculares devido à inflamação nas artérias.

> Nem todo o colesterol que ingerimos é absorvido. Assim, mesmo que consumamos um alimento rico em colesterol, como é o caso dos ovos, não precisamos acumulá-lo. O fígado está muito ligado a esse processo.
>
> Uma alimentação anti-inflamatória e um estilo de vida saudável nos ajudam a melhorar a saúde cardiovascular.

10. A alimentação anti-inflamatória

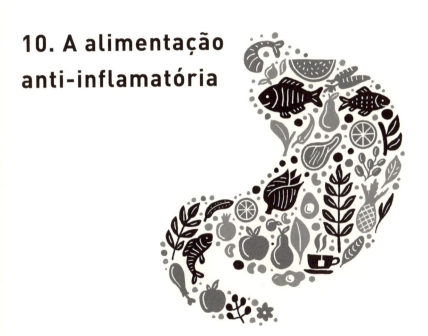

Enfim, chegou a hora de falar sobre a dieta anti-inflamatória. Esse é o tipo de alimentação que indico em consultas e é a mais eficaz de todas. Isso eu posso garantir. Nos capítulos anteriores, vimos o que é inflamação e como ela afeta a microbiota. Além disso, verificamos que a alimentação anti-inflamatória é ideal para:

- Perder ou ganhar peso.
- Reduzir os picos de glicose no sangue e, assim, evitar o acúmulo de gordura no corpo.
- Sentir-se emocionalmente melhor.
- Alimentar-se de forma saudável, equilibrada e nutritiva.
- Regenerar a microbiota e, assim, evitar seu desequilíbrio (disbiose intestinal), o que está relacionado com muitos desajustes e problemas de saúde.
- Tratar os problemas digestivos e, assim, ter menos predisposição a sofrer doenças mais graves.
- Fortalecer o sistema imunológico e, com isso, evitar até doenças autoimunes.
- Tratar e prevenir doenças cardiovasculares.

- Regular o ciclo menstrual e reduzir os desconfortos.
- Ter menos sintomas durante a menopausa e conseguir perder peso nessa fase.
- Tratar patologias ou sintomas, como enxaquecas, intestino irritável, alergias, câncer, ansiedade ou depressão, desequilíbrios hormonais como SOP, hiper e hipotiroidismo, cistos nos ovários, miomas, endometriose, fibromialgia, esclerose múltipla, tireoidite, artrite reumatoide, psoríase e muito mais.

Não é incrível o que a alimentação anti-inflamatória pode fazer por nós? Se você está se perguntando se é necessário sofrer algum dos problemas listados para adotar uma dieta anti-inflamatória, a resposta é não. Esse tipo de alimentação faz bem a todos, desde crianças até idosos. Como dito anteriormente, não só ajuda a tratar essas patologias, como as previne. O que nos mostra que é a dieta saudável perfeita, inclusive para ganhar peso.

Talvez o primeiro item tenha chamado sua atenção. Parece contraditório que uma dieta que pode ajudar você a perder peso também ajude a ganhá-lo, se necessário. Conheço muitas famílias que nos perguntam se, caso sejam quatro pessoas em casa e duas delas não queiram perder peso, podem seguir o plano anti-inflamatório. Eu digo sempre a mesma coisa: se essa pessoa precisar perder peso porque tem uma inflamação no corpo, ela o perderá. E as pessoas que não precisem perdê-lo não perderão, porque é uma dieta em que não se passa fome, nutritiva e completa. Portanto, nunca induzirá à desnutrição. É claro que uma pessoa magra pode sofrer de inflamação e não saber disso. Ou seja, ela pode sofrer de alguns dos sintomas que mencionamos e estar magra. Então ela notará uma melhora incrível, além de converter a gordura em massa muscular magra, melhorando a composição corporal, porque ser magro não significa não ter gordura. Por isso que a alimentação anti-inflamatória pode nos ajudar inclusive a ganhar peso de forma saudável.

> A alimentação considerada "saudável" não é anti-inflamatória.

A primeira coisa que precisamos entender é que a alimentação saudável que em geral temos em mente não é igual à alimentação anti-inflamatória. A alimentação saudável que sempre nos pintaram é variada e segue a distribuição da pirâmide alimentar convencional, que nos indica como base os carboidratos como o pão, a massa, o arroz e os cereais, e na qual também se costuma seguir o pensamento equivocado de que a gordura faz mal. Como dizíamos, a maioria das pessoas acha que se alimenta muito bem quando, na verdade, não o faz. Em muitas ocasiões ouvi pacientes dizerem que não entendem como podem ter sintomas de inflamação se sua alimentação e estilo de vida são saudáveis, e depois de analisar a fundo percebemos que não estavam se alimentando de forma tão saudável quanto acreditavam, e que sua dieta era pró-inflamatória.

Hoje em dia, é muito difícil saber o que é benéfico e o que não é, porque, como dissemos no início do livro, estamos expostos a um excesso de informações. Se você pesquisar no Google por "alimentação anti-inflamatória", encontrará milhões de sites com dietas totalmente diferentes. Eu respeito a opinião de todos os profissionais, pois cada pessoa tem sua forma de agir e de pensar, mas o que tenho visto nesse tipo de alimentação é impressionante e, com a experiência de meus pacientes, de minha família e com diversos estudos científicos a respeito, parece-me ser um dos maiores avanços na medicina e na saúde preventiva. Tenho certeza de que a terapia por meio da alimentação anti-inflamatória será a medicina do futuro.

PRINCÍPIOS BÁSICOS

Para que uma alimentação seja considerada anti-inflamatória e nos proporcione todos os benefícios que tenho citado, é importante que siga a seguinte estrutura:

Não deve ser nem deve ter	Deve ser e deve ter
Monótona, passar fome, vazia	Completa, saciante e variada
Alimentos pró-inflamatórios	Alimentos anti-inflamatórios
Ômega-6	Ômega-3
Produtos	Alimentos
Comer constantemente	Pausas metabólicas
Picos de glicose	Rica em fibras
Açúcar	Gorduras
Obsessiva	Prazerosa
Ações pró-inflamatórias	Ações anti-inflamatórias
Microbiota desequilibrada	Microbiota saudável

TROCAR UMA ALIMENTAÇÃO MONÓTONA E VAZIA, NA QUAL PASSAMOS FOME, POR UMA ALIMENTAÇÃO COMPLETA, SACIANTE E VARIADA

Uma alimentação anti-inflamatória é muito completa, por isso, toda a família pode adotá-la, já que fornece os nutrientes necessários para uma boa saúde. Inclusive, é recomendada para gestantes ou para quem pretende engravidar, pois vimos que devem se alimentar de forma saudável, uma vez que esses nutrientes passam para o feto e são imprescindíveis para um bom desenvolvimento.

Com a alimentação anti-inflamatória não ficaremos entediados nem sentiremos falta de nada, porque ela é muito variada. É claro que o fato de ficarmos entediados ou não vai depender da originalidade na apresentação dos pratos e de não cairmos na monotonia. Não é a mesma coisa comer um salmão grelhado com meio abacate fatiado e uma salada de tomate, cebola e pepino e preparar um salmão com molho feta, pedacinhos de nozes e macarrão parafuso de abobrinha. O preparo das duas receitas levará 15 minutos, mas variar a apresentação dos pratos e dar a eles um toque diferente do que estamos acostumados ver em dietas vai garantir motivação para continuar.

Como dito, não se trata de uma dieta, mas sim de estabelecer um hábito saudável para sempre, por isso não passar fome é outro fator que devemos destacar. Passar fome não trará nenhum benefício, apenas nos fará entrar no ciclo de dietas mencionado. E, como repetido em várias ocasiões, a "dieta" anti-inflamatória é uma das chaves para ter um metabolismo ativo e otimizar o funcionamento de todos os órgãos do corpo, o que nos ajuda a prevenir muitas patologias.

Escolher alimentos anti-inflamatórios em lugar de pró-inflamatórios

Já vimos vários alimentos que podem nos inflamar e nos deixar doentes se abusarmos deles, mas agora nos aprofundaremos no assunto e detalharemos os alimentos pró-inflamatórios e os anti-inflamatórios. A tabela a seguir mostra as boas mudanças que podemos fazer e um resumo de tudo o que veremos ao longo do capítulo.

Alimentos pró-inflamatórios	Alimentos anti-inflamatórios
Açúcar e adoçantes	Frutas
Farinhas refinadas	Pseudocereais
Gorduras hidrogenadas e vegetais	Gorduras saudáveis
Ultraprocessados	Bons processados
Lácteos de vaca*	Leite fermentado de cabra ou de ovelha
Antinutrientes	Nutrientes e fibras: verduras e hortaliças, peixes, frutos do mar, moluscos, carnes e ovos
Bebidas alcoólicas e gaseificadas	Especiarias e infusões

*Nem todas as pessoas são afetadas pelos laticínios de vaca, mas é sempre muito melhor substituí-los por laticínios de cabra ou de ovelha.

O QUE DEVEMOS PRIORIZAR OU REDUZIR PARA MELHORAR A SAÚDE?

Bebidas alcoólicas e gaseificadas

Suponho que estejamos cientes de que tanto o álcool quanto o cigarro e as bebidas gaseificadas são produtos pró-inflamatórios. É sempre bom lembrar disso e deixar claro. Todas as bebidas alcoólicas são inflamatórias, e quando digo todas, são todas mesmo. O vinho e a cerveja também. É verdade que, como acontece com tudo, você não ficará inflamado por tomar uma taça de vinho por semana, assim como não terá inflamação se fumar um cigarro por semana. Mas devemos ter em mente que são hábitos pouco saudáveis e inflamatórios, além de viciantes.

A flexibilidade é a chave, como sempre dizem, embora às vezes abusemos dela, não é mesmo? Alimentar-se a semana toda de forma anti-inflamatória e, no sábado, tomar uma taça de vinho e comer nosso donut preferido no café da manhã não é o mesmo que seguir uma dieta anti-inflamatória e tomar um sorvete e uma cerveja nas refeições todos os dias. Na primeira opção, estaríamos comendo um donut e uma taça de vinho por semana, o que equivale a quatro donuts e quatro taças de vinho por mês. Na segunda opção, estaríamos comendo sete sorvetes e sete cervejas por semana, o que equivale a trinta sorvetes e trinta cervejas por mês, somadas àquelas que tomarmos a mais no fim de semana ou nos feriados porque "precisamos aproveitar". Devemos ser flexíveis, mas até certo ponto, porque a questão não é fazer algo errado e ser punido por isso. A questão é prejudicar a saúde ficando inflamados.

Por sua vez, como já vimos, as bebidas gaseificadas não são saudáveis e, mesmo que sejam light ou zero, também causam inflamação.

Por isso, minha recomendação é que nos hidratemos com água, podendo saborizá-la com pedaços de frutas ou fazendo uma infusão com ervas.

As ervas e as especiarias me parecem uma ideia perfeita para dar sabor às comidas ou para infusões. Além disso, muitas são benéficas para a saúde e podem proporcionar o efeito anti-inflamatório que desejamos alcançar. Claro que, se nossa dieta básica não for anti-inflamatória, as ervas e especiarias não terão um efeito milagroso. Mas incorporá-las a uma alimentação saudável é ideal. Algumas das que mais nos trazem benefícios são a cúrcuma, que, junto com a pimenta, forma o combo anti-inflamatório perfeito graças ao efeito da curcumina no corpo; o gengibre, que além de seu efeito anti-inflamatório também é antibacteriano, antiviral e antioxidante; a canela do Ceilão, que ajuda a reduzir os picos de glicose no sangue; e o boldo, o cardo-mariano e outras que estimulam a desintoxicação hepática, essencial para uma boa saúde.

Na seção de receitas, encontraremos algumas opções de infusões com propriedades hepatoprotetoras e anti-inflamatórias. Mas atenção, pois algumas dessas plantas podem alterar a absorção de medicamentos e ser contraindicadas em alguns casos, como no das gestantes.

Açúcar e adoçantes

O açúcar, em suas múltiplas formas de chamá-lo, é o alimento mais inflamatório que existe devido aos picos de glicose que causa no corpo e por ser perfeito para as bactérias "ruins" do intestino. Como já vimos, substituí-lo por adoçantes não é a solução. O segredo está em acostumar o paladar aos sabores naturais dos alimentos sem necessidade de adoçá-los. Mas há dias em que queremos adoçar um pouco mais nossos pratos e podemos fazê-lo de forma saudável com uma infinidade de estratégias, que eu mesma segui e que funcionaram para mim — lembrando que eu era viciada em açúcar alguns anos atrás.

Bebidas como infusões, cafés ou chás podem ser adoçadas com canela do Ceilão (esse tipo de canela contém menos toxinas que as outras), leite ou bebida vegetal, inclusive acrescentando um pouco de mel cru e reduzindo a quantidade dia após dia, até não precisarmos mais.

> Lembro-me das primeiras vezes que fui tomar café com minhas amigas. Todas tomávamos um café bombom, típico da Espanha, que consiste em café com leite condensado. Sempre pedíamos ao garçom que colocasse o dobro da quantidade de leite condensado e, se não bastasse, acrescentávamos um pacotinho inteiro de açúcar. Como podemos ver, nós não gostávamos do café, gostávamos do açúcar.
> Quando descobri os danos que isso poderia causar, comecei a não colocar o pacotinho de açúcar no café bombom. No começo, me parecia um pouco amargo, mas depois me acostumei. Ao ler os ingredientes do leite condensado, percebi que se tratava de açúcar com um pouco de leite. Resolvi então tomar o café com leite normal, o que, obviamente, não me agradou nem um pouco. A partir desse momento, deixei de gostar de café.
> Hoje em dia, como o meu paladar está habituado ao sabor natural dos alimentos e acho o leite muito doce, se peço um café, normalmente é com leite, mais leite do que café, e com canela. Gosto assim e me parece superdoce. Por que eu gosto disso? Porque já me habituei a gostar do leite puro, sem necessidade de adoçantes, e, além disso, adoro canela, que confere um sabor

diferente à bebida. A conclusão a que podemos chegar com essa história é que não sou uma amante de café, e posso gostar do sabor que dá ao leite e do seu cheiro, mas não gosto do sabor natural.

Com o iogurte, porém, foi diferente e finalmente descobri que gosto de verdade dele. Quando minha avó comprava iogurtes naturais para mim por engano, eu sempre colocava duas ou três colheres de açúcar ou mel para tirar o gosto azedo. Ao decidir parar de comer açúcar, comprei iogurte natural e achei horrível. Lembro-me de pensar como eram falsas as pessoas nas redes sociais que diziam tomar sem açúcar e adorar. Experimentei de mil formas, até que descobri que o iogurte grego, por ter creme de leite, era mais suave, e a falta de açúcar não era tão perceptível. Experimentei e combinei-o com pedaços de abacaxi, canela e coco ralado, e, a partir daquele momento, virei fã de iogurtes com diversos tipos de frutas. No final, acabei gostando até do iogurte natural puro.

Soa mal dizer isso, mas agora eu até raspo o pote do iogurte com o dedo para não sobrar nada. Aos poucos, conforme eu eliminava o açúcar da minha vida, percebi como tudo era gostoso. Além disso, apreciava mais os sabores mais suaves, a ponto de distinguir as diferentes marcas de água. Há pessoas cujo paladar está tão alterado que chegam a dizer que não gostam de água, pois lhes parece insípida.

O que eu quero explicar com essa história é que eliminar o açúcar é um processo pelo qual eu passei como viciada, que no início parece muito difícil e impossível porque você não se vê capaz de tomar seu café sem açúcar ou sem sacarina. Mas garanto que você consegue, porque muitas de minhas pacientes conseguiram e elas também não tinham expectativas.

Vimos que substituir o açúcar pelo adoçante não é uma opção, porque não estaríamos acostumando o paladar ao sabor natural do café, mas simplesmente fazendo uma troca sem sentido algum. Ao reduzir aos poucos a quantidade até não acrescentar nada, descobriremos o sabor original do café e se ele nos agrada ou não. Se fizer isso, eu garanto que você nunca mais adicionará açúcar ao café e que vai adotar a mudança como um hábito para toda a vida, o que é um dos meus objetivos com cada paciente.

O café é apenas um exemplo de todos os alimentos que precisamos adoçar todos os dias. Usar mel cru em lugar de açúcar para fazer essa adaptação é uma boa alternativa.

E o que acontece com os biscoitos, os bolos ou mesmo com os dias em que temos vontade de adoçar um pouco o iogurte, o mingau de aveia ou outros alimentos? Nesse caso, podemos fazê-lo com frutas maduras, como banana, pera, maçã, tâmaras, figos ou melão, ou mesmo com batata-doce ou abóbora assada.

Farinhas refinadas e glúten

As farinhas refinadas têm o mesmo efeito que o açúcar no corpo: elas aumentam os picos de glicose no sangue e são o alimento perfeito para bactérias nocivas. São farinhas que passaram por um processo em que se retira a camada externa, onde se encontram a fibra e o pequeno valor nutritivo que podem ter. Amplamente consumidas pela população em geral, são utilizadas na maioria dos produtos processados e de panificação. Em especial o trigo, que nos dias atuais está muito adulterado.

Em geral, nenhuma dessas farinhas me parece nutricionalmente interessante, mesmo que sejam farinhas integrais. São alimentos que classifico como vazios. Pães, massas e cereais, mesmo feitos de grãos integrais, não fornecem muito ao organismo, contêm apenas um pouco de fibra e são ricos em ômega-6. Como detalharemos mais adiante, o abuso do ômega-6 provoca inflamação no corpo, e a fibra contida nessas farinhas pode ser obtida por outros alimentos, como as verduras, que fornecem mais nutrientes.

> Outro problema desse tipo de farinhas, principalmente a de trigo, é a quantidade de glúten que elas contêm.

Ao ler isso, pensaremos: "Mas se eu não sou celíaco nem sensível ao glúten, qual o problema com seu consumo?" Há muitos anos as pessoas comiam pão e não sentiam inflamação ou desconforto, mas hoje o trigo e o pão já não são a mesma coisa. O trigo está adulterado, como dito, devido às modificações genéticas e aos agrotóxicos utilizados. O pão de antes já não é o pão de agora, pois hoje acrescenta-se aditivos em sua preparação, e as fermentações não são lentas. Tudo isso dificulta a digestão. Além disso, consome-se muita farinha e pão, triplicando o esforço do organismo. Digerir um pequeno pedaço não é o mesmo que digerir uma baguete inteira. Para entender melhor, é importante saber no que consiste o glúten.

O glúten é a proteína presente principalmente no trigo, mas também na espelta, no centeio, na cevada e na aveia devido à contaminação cruzada. Ele tem duas proteínas principais, a gliadina e a glutenina, que são difíceis de digerir. O sistema imunológico as detecta como substâncias perigosas, atacando-as e causando inflamação. Além disso, está comprovado que a gliadina gera a liberação de uma proteína chamada zonulina, responsável por regular a entrada de substâncias do intestino delgado na corrente sanguínea. Sim, é um dos seguranças de que falamos no capítulo sobre a disbiose intestinal, aqueles que nos protegem para que não ocorra permeabilidade intestinal e para impedir a entrada de qualquer substância que possa nos fazer mal no sangue. Como consequência da liberação da zonulina, abrem-se as junções estreitas do intestino, aumentando sua permeabilidade.

Essa inflamação e a permeabilidade intestinal causada podem agravar ou se combinar com outros fatores, resultando em doenças inflamatórias crônicas ou autoimunes como as mencionadas anteriormente.

Não devemos comer farinhas como a de trigo ou que contenham glúten?
Embora cada caso deva ser avaliado individualmente, o melhor é reduzir seu consumo para apenas de vez em quando. Se houver inflamação crônica avançada ou doenças autoimunes, é recomendável eliminar o glúten por completo. Se quisermos consumir esse tipo de cereais, por exemplo, no café da manhã, sugiro fazê-lo em pequenas quantidades e utilizando farinhas de derivados do trigo, como a espelta, o kamut ou o centeio, e que sempre estejam identificados no rótulo como integrais. Para pães, certifique-se sempre de que tenham sido preparados com fermentação lenta (fermentação natural), como se fazia antigamente.

Se eliminarmos o glúten e esses tipos de farinhas, o que podemos fazer?
Em primeiro lugar, não elimine o glúten completamente por conta própria, pois, como dito antes, isso pode dificultar o diagnóstico de doença celíaca e aumentar a possibilidade de um falso negativo.

Caso você já não o consuma, é importante evitar os produtos "sem glúten" do supermercado. Os pães, biscoitos, artigos de confeitaria e massas desse tipo são piores do que os que contêm glúten, pois são feitos de farinha refinada de milho ou de arroz e de uma infinidade de óleos refinados e açúcares. O ideal é optar pelos pseudocereais, plantas que produzem sementes comestíveis de forma semelhante aos cereais. Entre os pseudocereais estão o trigo-sarraceno, a quinoa e o amaranto. Os pães de trigo-sarraceno ou de quinoa de fermentação lenta são os de melhor digestão e os mais nutritivos, pois nos fornecem fibras de boa qualidade, antioxidantes e proteínas, além de carboidratos complexos.

Costumo incluir o teff e a aveia entre os pseudocereais porque suas propriedades são semelhantes. Porém, a aveia contém glúten devido à contaminação cruzada, embora exista aveia "sem glúten". É preciso cuidado, porque celíacos e pessoas sensíveis ao glúten podem não tolerar bem a aveia, uma vez que reagem à avenina, proteína natural da aveia, confundida pelo corpo com a gliadina. O mesmo acontece com o gergelim e a levedura.

E quanto às farinhas de arroz e de milho?

A farinha de arroz não é recomendada por conter quantidades elevadas de arsênico, composto encontrado no arroz (principalmente no arroz integral) que atua como uma toxina no organismo quando consumido em excesso, causando danos à saúde. Para eliminá-lo, o arroz deve ser lavado e cozido em altas temperaturas. Já a farinha de milho, assim como a farinha de trigo, costuma apresentar muitas alterações genéticas, além de conter grandes quantidades de ômega-6, por isso o excesso pode causar inflamação. Podemos consumi-la ocasionalmente, mas não de forma contínua.

Em resumo, as farinhas mais interessantes, em ordem decrescente, são as provenientes do trigo-sarraceno, a quinoa, o teff, a aveia (quando não há intolerância) e, em pequenas quantidades, as farinhas de grãos integrais como a espelta e o centeio.

ANTINUTRIENTES

Os antinutrientes são substâncias encontradas de forma natural em alimentos como as leguminosas e os pseudocereais — trigo-sarraceno e quinoa. Um exemplo são as saponinas e as lectinas, que apresentam um sabor amargo ou causam desconforto gastrointestinal quando consumidas. É por causa delas que muitas vezes sentimos gases e distensão abdominal após comer um bom prato de feijão. O fato de que esses alimentos contêm antinutrientes se deve à estratégia que desenvolveram ao longo de sua evolução para sobreviver à predação dos animais herbívoros, afinal, se eles os ingerissem e se sentissem mal, não voltariam a consumir a planta, e ela continuaria crescendo e produzindo frutos. A ingestão desses alimentos pode afetar nossa saúde, principalmente se abusamos de seu consumo, se os cozinhamos de forma inadequada e se apresentamos inflamação crônica no corpo.

As leguminosas são os alimentos que mais contêm antinutrientes, que podem nos prejudicar de várias maneiras, dependendo dos fatores mencionados. Normalmente, nos afetam na absorção de minerais como ferro, zinco e cálcio, vitaminas como A, E, K e D e gorduras. Além disso, podem causar desconfortos gastrointestinais como gases, distensão abdominal ou diarreia, e ainda alterar nosso sistema imunológico, produzindo inflamação.

A quinoa também contém bastante saponinas, podendo causar o mesmo efeito no corpo. Por outro lado, o trigo-sarraceno e as oleaginosas não contêm tantos antinutrientes e podem ser facilmente reduzidos.

Cabe destacar que a maioria das pessoas pode consumir alimentos que contenham antinutrientes e ainda obter os benefícios nutricionais que oferecem, mas utilizando estratégias para reduzi-los. As farinhas de leguminosas não me parecem interessantes porque não podemos remover seus antinutrientes, tal como ocorre com a farinha de arroz e o arsênico. Para reduzir os antinutrientes das leguminosas e da quinoa, é essencial seguir alguns passos:

- Lavá-las muito bem sob a torneira e deixá-las de molho por pelo menos 12 horas, embora eu recomende sempre 24 horas.

- Eliminar a água em que ficaram de molho e colocá-las numa panela para cozinhar por pelo menos 30 minutos com bastante água e alguns temperos como o cravo, que ajuda a eliminar os antinutrientes.

- Descartar a água, enxaguar a quinoa ou as leguminosas e colocá-las na panela para fazer o ensopado, na frigideira para fazer o refogado ou na salada. Se forem leguminosas em conserva, lavar muito bem várias vezes e sempre cozinhar.

No caso das oleaginosas, bastaria torrá-las ou comprá-las já torradas para reduzir os antinutrientes. Isso explica porque as oleaginosas *in natura* não fazem bem para algumas pessoas. Também podemos deixá-las de molho por pelo menos 20 minutos se quisermos comê-las ao natural.

Se decidirmos comer pão de trigo-sarraceno ou de quinoa, é importante que seja feito a partir de fermentação natural, como explicado na seção anterior, e a partir da germinação de seus grãos. Isso aumentará a absorção dos nutrientes, diminuirá a carga glicêmica e reduzirá os antinutrientes.

Em resumo, podemos dizer que as leguminosas não são tão interessantes a não ser que realizemos todo o processo descrito para eliminar os antinutrientes. Seu consumo vai variar de pessoa para pessoa e da tolerância individual. Se não fizerem mal, podem ser consumidas sem problemas.

A IMPORTÂNCIA DA FIBRA

O ideal é manter uma alimentação rica em fibras, e as melhores fontes são as frutas, as verduras, o amido resistente proveniente de tubérculos como a batata e a batata-doce e de algumas sementes como a chia, o gergelim e a linhaça.

FRUTAS E VERDURAS

Devemos ter em mente que as principais fontes de carboidratos devem ser as verduras, e que devemos variar entre elas, respeitando sua sazonalidade na hora do consumo.

As verduras desempenham um papel fundamental em nossa saúde por sua riqueza de nutrientes essenciais, como vitaminas e minerais. Além disso, o grande teor de água de algumas delas contribui para uma boa hidratação. A verdura é um carboidrato que praticamente não produz picos de glicose no sangue devido às fibras e à água que contém. Por isso, uma das estratégias para evitar picos de glicose quando comemos um prato rico em carboidratos é consumir um prato de verduras antes — no próximo capítulo explicaremos melhor.

As verduras também nos deixam muito saciados e, ao mesmo tempo, são baixas em calorias e ricas em nutrientes, o que as torna o alimento perfeito quando o objetivo é perder peso. Claro, é importante que sejam sazonais, da região e que nos certifiquemos de lavá-las muito bem. Hoje em dia, costuma-se abusar dos fertilizantes, agrotóxicos ou herbicidas, entre outros, a ponto de serem prejudiciais à saúde devido às toxinas que acabam se acumulando no organismo. Também há a opção de comprar orgânicos. O mesmo acontece com as frutas, e devemos ter o mesmo cuidado. Se o vegetal não for orgânico, meu conselho é que retiremos sempre a casca para reduzir parcialmente a exposição às toxinas.

A fruta é um dos alimentos mais nutritivos que a natureza nos oferece. É verdade que, assim como acontece com algumas verduras, quando estamos muito inflamados não as toleramos bem, porque, como já dissemos em várias ocasiões, a inflamação leva à má absorção intestinal. Nesses casos, devemos limitar o consumo e introduzi-las na alimentação conforme a inflamação diminui.

As frutas são carboidratos simples naturais e, apesar de conterem grande quantidade de fibras e água, podem causar picos de glicose no sangue, principalmente as mais doces. Isso não significa que não devam ser consumidas, mas que precisamos de estratégias para compensar isso. Por exemplo, consumi-las junto de alguma proteína ou gordura saudável, como iogurte ou oleaginosas. Como já vimos, quando estamos inflamados, temos menos capacidade de controlar a glicose no sangue e estamos mais predispostos a sofrer esses picos. Por outro lado, quando estamos desinflamados, temos mais condições de manter o equilíbrio da glicose no sangue. Para poder verificar tudo isso sozinha, comprei um glicosímetro e calculei minha glicose após comer frutas sozinhas e acompanhadas de proteínas e gorduras. Minha glicose em jejum começou em 72 e, uma hora depois de comer quatro uvas, estava em 85. Em contrapartida, se eu comia as uvas junto com um punhado de oleaginosas, minha glicose permanecia praticamente estável em 75.

Um erro que muitas pessoas cometem é espremer ou bater frutas e tomá-las em forma de suco ou vitaminas. Nesses formatos, ingerimos uma ou várias frutas em poucos goles, dificultando muito a assimilação da glicose pelo corpo, sem dar-lhe tempo para equilibrá-la, causando picos da substância. Pelo menos nas vitaminas consumimos fibras, mas nos sucos o aumento brutal de glicose é causado porque deixamos para trás as fibras e vitaminas da polpa e da casca da fruta. Veja o suco de laranja, por exemplo: ainda há quem se surpreenda quando dizemos que ele provoca inflamação da mesma forma que o açúcar simples. Além disso, se pensarmos bem, estaríamos bebendo em dois goles a frutose e as calorias contidas em duas ou mais laranjas, quase sem nenhuma sensação de saciedade.

Em resumo, frutas e verduras são alimentos muito nutritivos, saciantes, hidratantes e perfeitos para incluir em uma alimentação anti-inflamatória. É interessante que procuremos variar entre todos os tipos de frutas e verduras para obter deles todos os nutrientes. Mas, claro, respeitando as estações do ano e adotando as dicas que vimos com as frutas para controlar os picos de glicose.

> Meu conselho é ingerir nas refeições principais pelo menos de 150 g a 200 g de verduras variadas e da estação, e duas frutas por dia.

O AMIDO RESISTENTE

O amido resistente é um formato especial de amido obtido após o cozimento e resfriamento de alguns alimentos por ao menos 12 horas. Isso acontece com o arroz, as leguminosas, a aveia, a banana-da-terra, a batata e a batata-doce. Esses alimentos contêm amido de forma natural, que é de difícil digestão e requer cozimento para torná-lo mais acessível.

Depois de cozido e resfriado por 12 horas, o amido é chamado de resistente porque, diferentemente do amido normal, que se decompõe e é absorvido no intestino, ele "resiste" à digestão no intestino delgado, chegando intacto ao cólon, onde serve de fonte de alimento para as bactérias boas que se concentram nessa parte do intestino, fazendo com que continuem crescendo e se reproduzindo. Isso pode nos ajudar a melhorar a saúde digestiva e a fortalecer o sistema imunológico. Esses carboidratos também nos darão um índice glicêmico inferior em comparação com aqueles que não foram resfriados, devido à maior quantidade de fibras provenientes de amido resistente. Além disso, traz muitos benefícios em relação à perda de peso, como veremos no capítulo 12.

É importante destacar que nem todos os amidos resistentes são iguais, e seu efeito na saúde varia conforme o alimento do qual provêm e o modo de preparo. Recomendo aproveitá-lo sempre que possível quando consumirmos alimentos ricos em amido, mas que priorizemos os tubérculos, como dito no início desta seção.

As gorduras hidrogenadas

Como mencionado em várias ocasiões, devemos priorizar alimentos em lugar de produtos. A maioria dos produtos processados contém gorduras hidrogenadas como óleo de girassol, canola ou palma, entre outros. E o que significa uma gordura ser hidrogenada? Que ela passou por um processo no qual se adiciona hidrogênio aos ácidos graxos insaturados contidos nesses óleos, para convertê-los em gorduras transaturadas. Elas são mais sólidas à temperatura ambiente e têm maior vida útil, o que as torna ideais para adicionar a produtos processados quando se deseja que tenham um longo prazo de validade. Essas gorduras são muito prejudiciais para o organismo, o que as torna outro dos alimentos mais pró-inflamatórios.

Os produtos processados desempenham um papel fundamental em nossa alimentação, pois nos poupam muito tempo na preparação dos pratos. Existem bons processados, como o molho de tomate, o presunto ibérico, os cremes vegetais, os iogurtes naturais, o kefir, as anchovas em vinagre, a cavala em azeite de oliva extravirgem e as azeitonas. Mas é fundamental fazer boas escolhas e tentar garantir que contenham apenas os ingredientes necessários. Para isso, devemos ler atentamente o rótulo dos produtos, principalmente a lista de ingredientes, e garantir que entre eles não haja farinhas refinadas, açúcar ou, claro, os tipos de óleos citados anteriormente. Se tiver óleo, que seja azeite de oliva extravirgem.

O glutamato monossódico é outro dos ingredientes mais frequentes em alimentos processados. Já falamos dele, mas lembremos que é um intensificador de sabor que vicia, além de causar grande inflamação no organismo. Então, podemos dizer que todos os produtos que contêm glutamato monossódico ou intensificador de sabor são inflamatórios — ele inclusive pode ser encontrado nas azeitonas ou nos picles, que são benéficos, mas deixam de sê-lo com esse componente. Por isso é vital ler os ingredientes nos rótulos e saber o que estamos consumindo em cada momento.

COMER GORDURA NOS DESINFLAMA

As gorduras são a melhor fonte de energia, pois nos fornecem mais calorias por gramas do que os carboidratos ou as proteínas. Essa também é uma das razões pelas quais temos medo delas: nos fazem ganhar peso. Como vimos no capítulo 2, ingerir mais ou menos calorias não vai determinar o ganho de peso, porque o que realmente importa é a qualidade do alimento e a capacidade do corpo de administrar essas calorias. Dizemos que uma pessoa pode ganhar mais peso que outra comendo o mesmo pedaço de carne e cozinhando-o da mesma forma, porque isso dependerá de muitos outros fatores.

Um dia desses, eu estava fazendo biscoitos de amêndoas com uma amiga, e ela me perguntou se não era melhor usar farinha de trigo integral em lugar da farinha de amêndoas porque esta última fornecia mais calorias por ser proveniente de uma oleaginosa. Respondi que teriam mais calorias, mas também nos saciariam muito mais e, dessa forma, não precisaríamos comer tantos, porque com dois biscoitos, uma fruta e uma infusão teríamos um lanche. Além disso, os benefícios da amêndoa são superiores aos do trigo integral que, como vimos, carece de nutrientes e costuma ser muito geneticamente modificado.

As gorduras também são necessárias para a absorção de vitaminas lipossolúveis, como as vitaminas K, D, E e A, no trato digestivo. Sem as gorduras é impossível absorvê-las, e, por isso, quando tomamos um suplemento de alguma dessas vitaminas, devemos ingerir também um alimento rico em gorduras saudáveis. Além disso, as gorduras são essenciais para o bom funcionamento das células e ideais para o funcionamento hormonal, uma vez que os hormônios são compostos principalmente por gorduras, além de serem necessárias para transportar os hormônios pelo corpo.

Outra função das gorduras e motivo pelo qual não podem faltar em nossa alimentação é seu efeito anti-inflamatório. Claro que, para que isso aconteça, devemos equilibrar seu consumo. Como vimos, nem todas são iguais, muito menos anti-inflamatórias. É essencial aprender a diferenciá-las para não nos confundirmos e acabar deixando de consumir todas por medo de adoecer.

Por muito tempo as gorduras foram classificadas em dois grupos: saturadas e insaturadas. Qualificavam-se as insaturadas como saudáveis e necessárias e deixavam-se de lado as saturadas por serem prejudiciais para a saúde. Deveríamos mudar essa classificação, já que as insaturadas não são tão boas como parecem, e as saturadas também têm benefícios. Prefiro organizá-las em quatro subgrupos:

- Gorduras monoinsaturadas. Fazem parte das gorduras insaturadas e demonstraram ter efeitos anti-inflamatórios graças aos ácidos graxos ômega-9. Alimentos como azeitonas, azeite de oliva, abacate e oleaginosas pertencem a esse grupo.

- Gorduras poli-insaturadas. Podemos classificá-las em duas: as de origem animal, como os peixes oleosos, muito ricos em ácidos graxos ômega-3 anti-inflamatórios; e as de origem vegetal, como as sementes, as oleaginosas e os óleos vegetais, como o óleo de girassol. Os óleos vegetais, porém, são ricos em ômega-6 e costumam provocar uma resposta inflamatória no organismo. Por isso é importante equilibrá-los.

- Gorduras saturadas. Sempre pensamos que são muito prejudiciais e inflamatórias, mas não é assim. Entre essas gorduras estão a das carnes, ovos, queijos, manteiga, natas e coco, do qual podemos obter o óleo, que é excelente para a saúde. Você sabia que o leite materno contém gorduras saturadas? Isso significa que é prejudicial? Claro que não, porque é o alimento ideal para bebês e crianças pequenas. Portanto, as gorduras saturadas podem perfeitamente fazer parte de uma alimentação anti-inflamatória, desde que sua origem seja adequada, como é o caso das carnes, como veremos a seguir.

- Gorduras transaturadas. Por sua vez, este tipo de gordura, que também faz parte das saturadas, não é nada benéfica e devemos evitá-la ao máximo, já que é muito inflamatória.

> É importante equilibrar os ácidos graxos ômega-3 e ômega-6. Ambos são necessários, mas devem estar em equilíbrio, pois sua função é oposta em relação à regulação da inflamação.

Enquanto os ácidos graxos ômega-6 são responsáveis por defender o organismo por meio da inflamação do corpo, o ômega-3 é responsável por resolver essa inflamação, evitando que se torne crônica. Como podemos ver, é vital que ambos estejam presentes, pois a inflamação é essencial para nos defender de patógenos e danos, mas devemos reduzi-la quando o sistema imunológico tiver cumprido essa função. Para isso, precisamos equilibrar esses dois ácidos graxos. O problema é que hoje consumimos muito mais alimentos ricos em ômega-6 do que em ômega-3, o que está relacionado a processos inflamatórios crônicos. Levando isso em consideração, é aconselhável aumentar o consumo de alimentos ricos em ômega-3 e diminuir os ricos em ômega-6. Para isso, podemos fazer uma segunda classificação das gorduras:

- Alimentos ricos em ácidos graxos ômega-6: cereais como milho ou trigo; farinhas desses cereais; óleos vegetais tais como o de girassol, soja, milho, palma ou canola; e, em menor quantidade, legumes, carnes e ovos de animais confinados e alimentados com farinhas e cereais.

- Alimentos ricos em ácidos graxos ômega-3: peixes oleosos, especialmente os pequenos, como a sardinha, a anchova ou a cavala; crustáceos; carnes de gado que pasta ao ar livre; ovos de galinhas criadas ao ar livre; abacate; sementes de chia ou de linhaça; e oleaginosas como nozes.

Podemos concluir que a alimentação dos animais é muito relevante quando se trata de saber se a carne é inflamatória ou anti-inflamatória. Parece bobagem, mas na próxima seção nos aprofundaremos nisso. É verdade que a quantidade de ômega-6 em carnes e ovos de animais confinados é muito menor do que nos cereais, farinhas e óleos vegetais. Esses alimentos nos inflamarão muito mais com uma menor quantidade ingerida em comparação com carne e ovos.

Por outro lado, no caso dos alimentos ricos em ômega-3, devemos saber que aqueles de origem animal, como peixes oleosos, crustáceos, carnes e ovos, são muito melhor absorvidos porque carregam o ômega-3 dos tipos DHA e EPA, formas ativas do ácido graxo. Por sua vez, os de origem vegetal, como as sementes de linhaça, chia e as nozes, que também contêm muito ômega-3, são muito mais difíceis de absorver, pois carregam o ácido graxo do tipo ALA, uma forma menos ativa. É preciso ingerir uma grande quantidade para que o ômega-3 seja absorvido. Por isso, sempre recomendo aos vegetarianos e veganos que suplementem o ômega-3.

Em resumo, as gorduras são essenciais para uma infinidade de funções no organismo e devemos incluí-las em nossa alimentação diária em todas as refeições principais. Não podem faltar as monoinsaturadas, como o azeite de oliva extravirgem, o abacate ou as azeitonas ricas em ácidos graxos ômega-9, imprescindíveis para a saúde cardiovascular, cerebral e celular. Também não devemos deixar de fora as saturadas, presentes em queijos e no coco. E, claro, as ricas em ácidos graxos ômega-3, como os peixes oleosos pequenos, as carnes e os ovos de animais criados ao ar livre. Ao mesmo tempo, devemos reduzir os ácidos graxos ômega-6, que estão presentes em praticamente todos os alimentos que a sociedade atual costuma consumir.

As carnes e os ovos, os grandes demonizados

Durante toda a vida comemos carne, e a realidade é que somos onívoros por natureza, e não herbívoros para nos alimentarmos apenas de plantas — embora devamos respeitar todas as opiniões e preferências. A carne é um alimento que traz muita saciedade, além de ser uma grande fonte de proteínas de alto valor biológico, que fornecem todos os aminoácidos essenciais para o organismo. Também é um dos alimentos que fornece mais nutrientes e os nutrientes menos difíceis de absorver, como é o caso do ferro, presente principalmente nas vísceras e carnes vermelhas. Também fornece zinco, fósforo, vitamina B12 e todas as vitaminas do grupo B, creatina e colina. Isso faz com que as carnes sejam muito benéficas para a saúde metabólica, muscular, óssea e cerebral. Tanto as carnes vermelhas quanto as carnes brancas nos proporcionam esses benefícios e é importante variar entre os tipos de carne, priorizando sempre aquelas provenientes de animais menos modificados e mais bem alimentados, pois os benefícios da carne dependem de sua origem. Se optarmos por carnes processadas e modificadas, certamente elas não nos proporcionarão todos esses benefícios, e inclusive podem causar inflamação — como costumamos escutar nas redes sociais ou mesmo na televisão.

Por carnes modificadas me refiro àquelas que provêm de animais confinados em fábricas, alimentados com ração e farinhas para engordá-los, e cujo crescimento é alterado a ponto de muitas vezes serem injetados com vitamina B12, porque não conseguem mais produzi-la de forma natural, e que, além disso, estão repletos de antibióticos. Foi promulgada uma lei na Espanha que proibia tratar os animais com antibióticos como método de prevenção de patologias (apesar de chocante, era uma prática comum) e, agora, presume-se que os medicamentos só são administrados em animais doentes. Mas, devido à alteração do crescimento, por não ficarem expostos ao sol, não terem liberdade e não consumirem os nutrientes de que realmente precisam, é muito comum que adoeçam. Assim, esses animais acabam cheios de antibióticos e produzindo uma infinidade de hormônios que vão parar em nosso corpo. Além disso, as carnes de animais alimentados à base de cereais e farinhas são ricas em ômega-6, que, se consumida em excesso, pode causar inflamação.

Então, como conseguir uma carne saudável, que contenha todos os nutrientes citados, que não cause inflamação e que nos beneficie, tal como beneficiou nossos antepassados? Comprando carne de animais criados em liberdade, que se alimentam do que encontram no campo. É verdade que são mais caras, mas também são muito mais nutritivas. Criar o animal sem estresse, ao ar livre e ao sol, além de ser uma opção mais ética e de respeitar o crescimento natural como sempre se fez, é ideal para obter todos os benefícios do alimento e conseguir uma carne rica em ácidos graxos ômega-3 anti-inflamatórios.

É possível concluir que abusamos dos avanços de que dispomos. Antes, bastava criar os animais respeitando seu crescimento natural, deixando que se alimentassem do que encontravam no campo, expondo-os ao sol e cuidando deles para que não adoecessem, já que não dispúnhamos dos medicamentos que existem atualmente. Agora, temos acesso a todas as carnes de forma fácil e abundante, porém, os animais não são bem alimentados. Essa má prática não é adequada nem para os animais nem para nós, consumidores. Por isso recomendo dosar o consumo de carne conforme sua qualidade.

No caso das carnes vermelhas, como as de cordeiro, ovelha, vaca, boi ou porco, se forem provenientes de animais bem alimentados que pastam ao ar livre, recomendo consumi-las uma ou duas vezes por semana (dependendo do paciente e do nível de inflamação). Já as carnes brancas, como as de aves ou de coelho, podem ser consumidas na mesma proporção ou em quantidade um pouco maior, sempre garantindo que atendam às características mencionadas.

E quanto aos ovos?
Com os ovos devemos fazer algo semelhante: optar pelos de galinhas que se alimentam ao ar livre fará que mantenham todas as suas propriedades. Prestar atenção à embalagem é fundamental para identificar o tipo de manejo das aves.

Devido ao debate sobre o consumo e sua relação com o aumento do colesterol, o ovo sempre foi visto como um alimento proibido para muitas pessoas. Porém, atualmente, como vimos no capítulo anterior, há evidências de que o ovo não aumenta o risco de doença cardiovascular. Muito pelo contrário. É um alimento muito nutritivo, que dá saciedade e é versátil na hora de cozinhar. Contém proteínas de grande valor biológico com todos os aminoácidos essenciais e necessários para nosso desenvolvimento. Além disso, é rico em vitaminas do grupo B e vitamina A, importantes para a função celular, a formação de glóbulos vermelhos e a saúde ocular. Também contém minerais como ferro, fósforo e selênio, essenciais para os ossos, o sistema nervoso e as defesas do corpo.

Tendemos a descartar a gema por medo da gordura e da má reputação que sempre teve, mas ela é muito benéfica para a saúde cardiovascular e tem propriedades anti-inflamatórias por conter ácidos graxos ômega-3. Além disso, suas gorduras nos proporcionam uma grande sensação de saciedade. Também contém antioxidantes muito benéficos, como a luteína e a zeaxantina. E, assim como a carne vermelha, é uma das melhores fontes de colina, um nutriente essencial para a saúde do cérebro e do fígado e para o desenvolvimento do feto durante a gestação.

Podemos preparar os ovos de muitas formas diferentes, mas devemos ter em mente que isso pode influenciar em seu perfil nutricional. Minha recomendação é evitar os ovos fritos e priorizar os cozidos, em omeletes, mexidos ou fritos em pouca ou nenhuma gordura. Tentar consumir um ovo com a gema mole pelo menos uma vez por semana é um acerto porque isso nos permite aproveitar melhor suas propriedades. Também podemos usar o ovo no preparo de sobremesas saudáveis, bases de pizza com verduras e molhos como a maionese falsa, que você encontrará na seção de receitas.

Não existe uma recomendação exata de consumo de ovos, pois isso dependerá da quantidade de proteína que precisamos ingerir e da carne e do peixe consumidos durante a semana. Mas eu sempre recomendo comer pelo menos cinco ovos por semana. Dois ovos são uma porção de proteína, que corresponde à quantidade que recomendo ingerir em cada uma das refeições principais.

Peixes e frutos do mar

Já vimos que o peixe oleoso, pelo alto teor de ácidos graxos ômega-3, é um alimento anti-inflamatório que não deve faltar. Devemos consumi-lo pelo menos duas vezes por semana. Peixes selvagens contêm mais ômega-3 do que peixes de viveiro. Felizmente, peixes como a sardinha, a anchova e a cavala normalmente são selvagens e o preço não é tão elevado como o do linguado ou o do robalo, também selvagens. Para aumentar o consumo podemos fazer anchovas em vinagre ou em salmoura, e usá-las para acompanhar torradas no café da manhã ou saladas. São perfeitas inclusive para um bom aperitivo saudável junto com algumas azeitonas — na seção de receitas você encontrará a das anchovas em vinagre.

Devemos sempre priorizar os peixes pequenos em detrimento dos maiores devido seu teor de mercúrio, especialmente nas populações mais vulneráveis.

Falamos apenas dos peixes oleosos, mas os peixes brancos e os frutos do mar também têm grandes benefícios. Em geral, tudo o que vem do mar é muito saudável e dá bastante saciedade. Isso porque:

- São fonte de proteínas de alta qualidade, fornecendo-nos aminoácidos essenciais, assim como no caso da carne e dos ovos.
- São ricos em iodo, selênio, ferro e zinco, essenciais para a função da tireoide e para fortalecer o sistema imunológico. Além de ser, junto com a carne e os ovos, um dos poucos

alimentos que contém vitamina B12, essencial para o bom funcionamento do sistema nervoso e para a formação de glóbulos vermelhos.

- Embora os peixes oleosos contenham mais ômega-3, os moluscos também nos fornecem uma grande quantidade desse ácido graxo.

Comer frutos do mar pelo menos duas vezes por semana e peixe branco outras duas vezes, juntamente com as duas porções de peixes oleosos que recomendo, seria ideal em uma alimentação anti-inflamatória. Ao mesmo tempo, devemos evitar peixes processados, uma vez que eles quase não contêm peixe, mas sim muitos aditivos e ingredientes prejudiciais, como o glutamato monossódico.

Laticínios, o leite e a caseína

Talvez você já tenha ouvido dizer que os laticínios são inflamatórios, mas a verdade é que isso depende de quem os consome, do tipo de laticínio e da qualidade do produto.

O leite é um dos alimentos mais completos nutricionalmente. Basta ver que, no caso dos mamíferos, é o único alimento durante os primeiros meses de vida. Se prestarmos atenção, o ser humano é a única espécie que continua tomando leite depois de esgotar o materno, e toma o leite extraído de outros animais, embora o mais comum seja o da vaca. Muitas vezes não conseguimos digerir esse leite da mesma forma que o leite materno e, normalmente, isso se deve à beta-caseína.

Existem dois tipos de beta-caseína, a A1 e a A2. O leite humano contém a segunda, assim como o leite de cabra, búfala e ovelha, mas o leite de vaca geralmente contém beta-caseína A1 devido a uma mutação que as vacas vêm sofrendo por conta do estilo de vida que levam e às alterações em seu crescimento. É verdade que antes podíamos encontrar vacas com beta-caseína A2, mas hoje é muito raro. Então é normal que haja pessoas que percebam uma alteração na digestão do leite, já que tudo se "modernizou".

Já sabemos que, se um alimento for difícil de digerir, causará inflamação. Portanto, recomendo sempre priorizar os laticínios de cabra, búfala e ovelha, que são digeridos muito melhor devido à beta-caseína A2. Também nos proporcionam maiores benefícios, pois suas gorduras são de melhor qualidade e fornecem até o dobro de nutrientes que o leite de vaca, por serem mais densos e por conterem menos água. Por isso, também é importante optar pelos leites integrais e não os desnatados.

E quanto às bebidas vegetais?

Agora está na moda classificar os laticínios em geral como inflamatórios e prejudiciais à saúde, substituindo-os por bebidas vegetais pensando que são mais nutritivas. É verdade que se as escolhermos bem podem ser saudáveis, mas não fornecem muitos nutrientes. Ou seja, são praticamente água com 2% a 15% do vegetal, e, em muitos casos, com vegetais hidrolisados, o que os faz liberar mais açúcar.

As bebidas vegetais mais recomendadas são as elaboradas à base de oleaginosas, como a amêndoa ou a avelã. Devemos garantir que contenham grande porcentagem do vegetal, e que não contenham açúcar, adoçantes ou óleos entre os ingredientes. Somente água, o vegetal e sal. Também podemos prepará-las em casa. Aprenda como na seção de receitas.

Os produtos lácteos de cabra e ovelha têm mais nutrientes e são mais benéficos para nós, desde que não nos façam mal. Devemos levar em conta que as bebidas vegetais não costumam ser recomendadas pela qualidade dos nutrientes, e sim como substituto do leite quando este não nos faz bem. É importante destacar que podemos viver sem laticínios, eles não são essenciais na alimentação porque os nutrientes que contêm, como o cálcio, podem ser encontrados facilmente em outros alimentos. No entanto, os produtos lácteos são muito nutritivos e benéficos para nossas bactérias, especialmente no caso de produtos lácteos fermentados, como os iogurtes, o kefir e os queijos. São o alimento perfeito para a microbiota, como veremos no próximo capítulo. Continue lendo e descubra como incorporá--los a seus novos hábitos de saúde.

——— LEMBRE-SE: ———

Não devemos ficar obcecados e querer fazer todas as mudanças que proponho de uma só vez.

O conselho que sempre dou aos pacientes é começar aos poucos e avançar passo a passo nesta jornada de saúde e bons hábitos.

É muito mais fácil do que pensamos e não é necessário ser tão rígido no início. Com pequenas mudanças é possível ver grandes avanços.

11. Alimentar a microbiota e perder peso

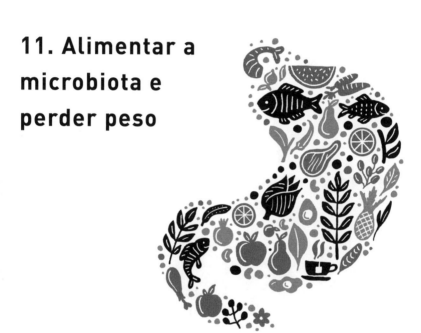

Como já explicado anteriormente, a microbiota é um conjunto de bichinhos que atua como outro órgão do corpo. Esses microrganismos recebem informações do exterior e, ao mesmo tempo, enviam sinais para todo o organismo. Eles determinam nossa forma de pensar e perceber a realidade, como as células se comunicam, como o sistema imunológico nos defende e a capacidade do nosso intestino de absorver nutrientes. É importante que esses microrganismos estejam em equilíbrio para desempenhar cada uma de suas funções, e para nos deixar bem tanto física e mentalmente quanto em nosso interior.

Para ter uma microbiota em boas condições, é importante manter uma alimentação anti-inflamatória variada e um estilo de vida saudável. Essa é a base principal que fará com que as bactérias "boas" cresçam e se reproduzam, e que as bactérias "ruins" diminuam. A inflamação crônica pode ter um impacto significativo no desequilíbrio da microbiota intestinal, embora seja uma relação bidirecional. O que significa que cuidar da microbiota também nos tornará menos predispostos à inflamação crônica. É fundamental cuidar bem da microbiota, além de seguir uma dieta anti-inflamatória básica. E o que podemos fazer a respeito disso?

PROBIÓTICOS, OS MICRORGANISMOS QUE SE INSTALAM NO CORPO

Existem alimentos que contêm microrganismos vivos que, ao serem consumidos, podem se implantar na microbiota, instalando-se nela em forma de bactérias boas. São os chamados probióticos e, quando incorporados de forma adequada, proporcionam benefícios para a saúde. No entanto, se sofrermos de inflamação crônica, talvez não nos façam muito bem, por isso, devemos observar os sintomas ao consumir esses alimentos. Caso nos façam mal, devemos primeiro resolver a inflamação e tratar de incorporá-los pouco a pouco. Por outro lado, se estivermos bem, os probióticos podem ter um efeito protetor e anti-inflamatório, melhorando a saúde intestinal e a resposta imunológica, e até nos ajudando a sentir melhor psicologicamente.

Os alimentos que contêm probióticos são os fermentados. Antes, eram consumidos em grandes quantidades, já que a fermentação é uma técnica culinária antiga utilizada no mundo todo para criar uma variedade de alimentos deliciosos e nutritivos. Além disso, era muito utilizada como método de conservação, já que antigamente não dispúnhamos de geladeiras, e ainda é uma técnica utilizada no preparo de alguns produtos, como o iogurte, o kefir, o vinagre e os picles. Nesse processo, os microrganismos, como as bactérias, as leveduras e os fungos, decompõem os açúcares do próprio alimento e os transformam em ácidos, álcoois e gases. Esse processo nos permite digerir melhor os alimentos, mantendo essas bactérias benéficas para a microbiota.

Para fermentar alimentos, devemos primeiro selecionar os ingredientes básicos, como frutas, verduras, laticínios ou grãos, higienizá-los e selecionar aqueles que estão em boas condições. Depois, é preciso prepará-los para que os microrganismos possam acessar o alimento e facilitar a liberação de açúcares, seja cortando-os, deixando-os de molho ou processando-os. Em seguida, adicionam-se os microrganismos responsáveis pela fermentação, como, por exemplo, o scoby ao chá verde para fazer kombucha. Em muitos casos, não é necessário incorporá-lo, pois já é produzido naturalmente nos alimentos, como no caso do chucrute ou repolho fermentado, em que basta cortar o repolho em fatias bem fininhas e colocá-lo num recipiente de vidro limpo durante quatro a nove dias com a tampa entreaberta, e teremos nosso alimento fermentado.

Durante a fermentação, os microrganismos consomem os carboidratos presentes nos alimentos como o repolho ou o açúcar adicionado ao chá verde, no caso do kombucha, e produzem produtos finais, como ácidos orgânicos ou gases. Por isso, muitas vezes parece que colocaram água gaseificada, mas é apenas resultado da fermentação. Esse processo pode levar de horas a dias para ocorrer.

Além do kombucha e do chucrute, encontramos muitos probióticos em alimentos como:

O IOGURTE E O QUEIJO

Fermentados mediante a adição dos famosos fermentos lácteos, que encontramos na lista de ingredientes, se alimentam do açúcar do leite (a lactose) e o transformam em ácido lático, o que explica sua acidez peculiar. Em algumas ocasiões, as pessoas com intolerância à lactose podem tolerar o iogurte ou os queijos, já que ambos são fermentados e, por isso, contêm menos lactose.

Os queijos também são um alimento fermentado e, se produzidos a partir de leite cru, serão ainda mais eficazes. Claro, é importante que os ingredientes dos iogurtes e queijos sejam bons para obter os benefícios. Os ingredientes do iogurte devem conter leite e fermentos lácticos, sem açúcar ou adoçantes. Além disso, devemos evitar os produtos aromatizados e aqueles com rótulos como light ou zero.

Ao mesmo tempo, para que um queijo nos traga benefícios, deve ter leite, coalho e sal na composição. Caso seja produzido a partir de leite cru, isso deve ser especificado nos ingredientes.

O KEFIR

É parecido com o iogurte, mas tem uma fermentação diferente. Contém mais cepas, seu sabor é mais intenso e costuma ser mais bem digerido. Tanto no caso do iogurte e dos queijos quanto no caso do kefir, o ideal é consumir aqueles de cabra ou ovelha, como mencionamos no capítulo anterior. Por outro lado, também existe o kefir de coco e de água.

Com esse probiótico, assim como o iogurte, é preciso atentar para que conste como ingredientes somente leite e fermentos lácticos.

Tanto o iogurte quanto o kefir podem conter creme de leite, o que significaria que são da categoria "grego", mas ainda assim continuam sendo saudáveis. No caso de kefir de água ou de coco, deve conter apenas água ou leite de coco e fermentos, e nada de açúcar ou adoçantes. Também pode ser preparado em casa, desde que utilizemos nódulos de kefir. Basta misturá-los com leite, leite de coco ou água, deixá-los fermentar e coar, para obtermos um kefir cheio de bactérias benéficas.

VINAGRE DE MAÇÃ NÃO FILTRADO

É importante que não seja filtrado, pois assim tem a "mãe do vinagre", que é como são chamados os restos de bactérias e leveduras utilizadas no processo de fermentação. Difere dos outros pelo aspecto turvo. Também é conveniente que não tenha sido pasteurizado. Podemos encontrá-lo na seção de produtos orgânicos dos supermercados, na internet ou em lojas de produtos naturais, e é usado para temperar saladas e preparar anchovas em vinagre ou bebidas probióticas. Na seção de receitas explico como fazê-lo.

Os picles

Os pepinos, as cebolinhas, as azeitonas e as alcaparras, entre outros, também são obtidos através de um processo de fermentação e atuam como probióticos. Claro que devemos verificar os ingredientes para nos certificarmos de que não contêm intensificadores de sabor ou glutamato monossódico, muito comuns nesse tipo de produto.

Além disso, devemos tentar garantir que não sejam pasteurizados. Para isso, basta olhar o rótulo. Se forem servidos por peso, devemos perguntar e nos informar, embora, pela minha experiência, a menos que saibamos que são caseiros, costumam conter glutamato e ser pasteurizados.

Também são fáceis de preparar. Meu avô fez a vida toda *olivas partías*, como aqui chamamos as conservas de azeitonas levemente esmagadas, e são um alimento maravilhoso para a microbiota.

O missô

É feito com arroz fermentado, soja ou cevada. É como uma pasta que se costuma utilizar na famosa receita de sopa de missô ou mesmo para adicionar aos caldos, quando desejamos realçar seu sabor.

Podemos encontrá-lo em lojas on-line, em lojas de produtos naturais ou em alguns supermercados. Claro que, como acontece com todos os alimentos fermentados, devemos garantir que não seja pasteurizado e que contenha bons ingredientes, evitando óleos vegetais, açúcar, adoçantes e farinhas refinadas.

Outros

Existem alguns probióticos menos conhecidos, como o natô, feito a partir de soja fermentada; o kimchi, feito de acelga e muito parecido com o chucrute, mas picante; e o tempê, que, assim como o natô, é preparado a partir de soja.

> Esses alimentos, graças à sua fermentação, além de atuarem como probióticos e repovoarem a microbiota com bactérias boas, também melhoram sua digestibilidade e facilitam a absorção dos nutrientes que nos fornecem.

PREBIÓTICOS, OS ALIMENTOS PERFEITOS PARA A MICROBIOTA

Os prebióticos são o alimento das bactérias boas. É muito importante seguir uma alimentação rica em prebióticos, pois eles promovem o crescimento, o desenvolvimento e a reprodução dessas bactérias tão necessárias. Eis os principais prebióticos que podemos encontrar:

- O amido resistente, do qual já falamos no capítulo anterior. Polifenóis e antioxidantes, que são substâncias presentes nas plantas. É por isso que insistimos tanto no consumo de frutas e verduras variadas. Entre 5% e 10% desses alimentos são absorvidos no intestino delgado, mas o restante é aproveitado pela microbiota, que os transforma em substâncias benéficas para a saúde. Os mais representativos são os alimentos ricos em quercetina (alho, cebola, aspargos ou maçã), em resveratrol (uvas roxas) e os antioxidantes (frutas vermelhas, chá, azeite extravirgem, cacau 100%, oleaginosas e muitas frutas e verduras).

- Diferentes tipos de fibras, como no caso da inulina e dos fruto-oligossacarídeos, presentes em aspargos, cebola, alho, alcachofra ou banana; a pectina, que encontramos em frutas como maçã, laranja, limão, frutas vermelhas (principalmente amoras e mirtilos); os beta-glucanos, presentes em cogumelos e algas; e a mucilagem, encontrada em sementes de tomate, chia, linhaça, figo e vagem.

> O leite materno também é considerado um prebiótico. Como é sábia a natureza!

Os prebióticos não podem faltar em nossa alimentação e, como já vimos, estão presentes na dieta anti-inflamatória. Além de regular a constipação, o peso e o índice glicêmico, também têm efeito anti-inflamatório no organismo graças aos ácidos graxos que são produzidos no cólon após a fermentação das bactérias presentes neles. O mais representativo é o butirato ou ácido butírico.

Esse é um ácido graxo de cadeia curta produzido naturalmente, além de ser o alimento favorito das células do cólon. Se o intestino funcionar corretamente, conseguiremos produzi-lo. O butirato tem efeitos muito benéficos para a saúde e é importante que não nos falte. Suas funções incluem:

- Desinflamar, podendo reduzir a inflamação do intestino e ajudar a controlar doenças inflamatórias.
- Estimular o crescimento das bactérias boas e inibir o crescimento das ruins.
- Ajudar a melhorar a resistência à insulina e, assim, prevenir o ganho de peso.
- Fortalecer a barreira intestinal, evitando, assim, a permeabilidade intestinal.
- Favorecer a mobilidade intestinal, aliviando a constipação ou a diarreia.
- Melhorar a função cerebral, metabólica e imunológica.

Podemos formar o butirato a partir do consumo de prebióticos, mas também podemos encontrá-lo diretamente em alimentos específicos ou suplementos, embora não seja tão eficaz. Alguns desses alimentos são o ghee ou manteiga clarificada, os iogurtes de cabra e ovelha, alguns tipos de queijo, como o parmesão, e os alimentos fermentados.

MENOS CÁPSULAS E MAIS ALIMENTOS

Com todos os benefícios dos probióticos e prebióticos, muitas pessoas os ingerem por meio de suplementos e de forma descontrolada, o que pode levar a um efeito contrário, desencadeando problemas como o supercrescimento bacteriano, ou SCBID, tão comum atualmente. Por não terem prescrição médica, muitas vezes são tomados sem qualquer controle, todos os dias ou mesmo de forma habitual, com o objetivo de melhorar problemas digestivos ou inflamações.

A inflamação e os problemas digestivos geralmente são causados pela má alimentação e o estilo de vida que levamos, resultando em alteração da microbiota.

De que adianta adicionar bactérias ao intestino se não resolvermos primeiro o problema que temos?

Achamos realmente que é saudável tomar esses produtos diariamente e incorporar bactérias de uma forma que não é natural?

Não somente não é saudável, como pode ser perigoso. Os suplementos incorporam cepas específicas de probióticos e prebióticos, e em maior quantidade do que por meio dos alimentos. Por isso, é muito importante que sejam prescritos por profissionais que conheçam o paciente. O fato de as pessoas consumirem esses produtos sem prescrição médica é uma das razões pelas quais o SCBID não para de aumentar. Depois de tratar milhares de pacientes ao longo dos anos, posso garantir a você que a complementação não é necessária na maioria dos casos. Como já foi dito, é preciso:

- Eliminar os alimentos pró-inflamatórios que nos deixam inflamados. E, com isso, reduzir as bactérias ruins que estão se reproduzindo na microbiota intestinal.

- Seguir uma dieta anti-inflamatória, na qual são incorporados probióticos e prebióticos de forma natural e na quantidade certa, além de outros nutrientes essenciais para o bom funcionamento do organismo.
- Manter hábitos anti-inflamatórios como estilo de vida.

Sim, em 99% dos casos isso é suficiente para resolver o problema. É verdade que algumas pessoas, depois de seguirem esses passos, precisam de algum reforço de plantas medicinais, antibióticos, probióticos e prebióticos, mas, para se ter uma ideia, as vezes que prescrevi um tratamento desse tipo foi no máximo para tomá-los durante 15 dias, não de forma descontrolada e sem sentido.

QUALIDADE É MAIS IMPORTANTE QUE QUANTIDADE

A obesidade no mundo todo aumenta significativamente todos os anos, mesmo entre a população infantil. A Espanha é um dos países com mais obesidade e excesso de peso entre sua população. Ela está associada a uma infinidade de patologias, como as cardiovasculares ou as metabólicas, que são as que mais mortes causam na atualidade.

Sempre nos disseram que, para perder peso, basta reduzir a quantidade de calorias consumidas e gastar mais do que consumimos. Assim, temos a ideia de que para perder peso basta comer menos e praticar mais exercícios. Esse pensamento é levado ao extremo com dietas restritivas que cobram seu preço. Mas a solução para o sobrepeso e a obesidade vai muito além.

Existem produtos com pouquíssimas calorias que podem fazer você ganhar mais peso do que outros com muitas mais calorias, e isso tem muito a ver com a microbiota. Falamos ao longo do livro das bactérias boas e ruins, mas ainda não lhes demos um nome. De fato, tanto as ruins quanto as boas devem estar presentes, mas é preciso manter um equilíbrio entre elas, desse modo, as ruins se tornarão inofensivas e nos ajudarão em alguns processos.

As bactérias ruins são as *Firmicutes*; e as boas, as *Bacteroidetes*. Pessoas com sobrepeso apresentam menor quantidade de *Bacteroidetes* no intestino e uma quantidade maior de *Firmicutes*. Além disso, em vários estudos realizados com ratos, constatou-se que, ao coletarmos a microbiota fecal de um rato obeso e a transplantarmos para um rato magro e vice-versa, o rato obeso perderá peso, e, em contrapartida, o rato magro ganhará peso. Com isso, conclui-se que o aumento de gordura e peso de uma pessoa é determinado pela composição de sua microbiota. Por isso, ao adotarmos uma alimentação anti-inflamatória, conseguimos a desinflamação, a regeneração da microbiota e, com ela, uma melhor composição corporal.

Isso também nos permite entender por que várias pessoas reduzem constantemente a quantidade de calorias que consomem sem conseguir perder peso. Bem, elas se preocupam apenas com a quantidade e não com a qualidade dos alimentos. Além disso, se apresentam uma inflamação subjacente, devem primeiro reduzi-la. Agora fica mais fácil entender, como dito no capítulo 2, por que duas pessoas que comem a mesma quantidade de peito de frango cozido da mesma forma possam engordar de forma diferente, não é mesmo? Quem ganha mais peso tem mais *Firmicutes* e menos *Bacteroidetes*.

Quero fazer um parêntese porque isso nos leva a pensar naquela pessoa que se alimenta muito mal, que deve ter uma microbiota desequilibrada e, mesmo assim, não engorda. Isso ocorre porque os genes também influenciam no peso e no acúmulo de gordura, mas, como já repetido diversas vezes, o fato de uma pessoa ser magra não significa que ela seja saudável. E posso afirmar com muita clareza e convicção que o corpo de quem se alimenta mal e tem inflamação cobrará as consequências a longo prazo.

Podemos ver isso claramente em pessoas que foram muito magras durante toda a vida e, de repente, começam a ganhar peso de forma exagerada, seja por causa de uma gravidez, da menopausa ou sem qualquer motivo. Como se diz: "o metabolismo mudou".

O lado positivo disso é que sempre há uma solução. Ou seja, ainda que você tenha tido excesso de peso durante 30 anos de sua vida sem conseguir perdê-lo, garanto que com uma dieta anti-inflamatória isso é possível. E, claro, junto de hábitos anti-inflamatórios como os que veremos no próximo capítulo.

——— LEMBRE-SE: ———

Para ter uma microbiota em bom estado, é fundamental manter uma alimentação anti-inflamatória variada e um estilo de vida saudável.

A inflamação crônica pode ter um impacto significativo no desequilíbrio da microbiota intestinal, mas cuidar da microbiota também nos tornará menos predispostos a sofrer de inflamação crônica, por isso, é bom incluirmos probióticos e prebióticos de forma natural na alimentação.

Os probióticos podem nos fazer mal por dois motivos: uma inflamação crônica que deve ser resolvida ou a ocorrência de SCBID ou algum microrganismo que deve ser tratado antes de incorporar probióticos e prebióticos. Meu conselho é sempre eliminar a inflamação primeiro, seguindo uma dieta anti-inflamatória básica.

O butirato é essencial para reduzir a inflamação e não deve nos faltar.

De nada serve incorporar suplementos probióticos ou prebióticos sem prescrição como um remendo para combater uma inflamação ou um problema digestivo, sem antes nos concentrarmos na origem do problema.

Se estivermos acima do peso, talvez apresentemos menos *Bacteroidetes* no intestino e mais *Firmicutes*. Mudando isso poderemos conseguir perder peso sem cometer um dos erros mais frequentes: parar de comer ou reduzir ao máximo o consumo de calorias.

É possível melhorar a composição da microbiota através da alimentação e de hábitos saudáveis.

12. Hábitos anti-inflamatórios

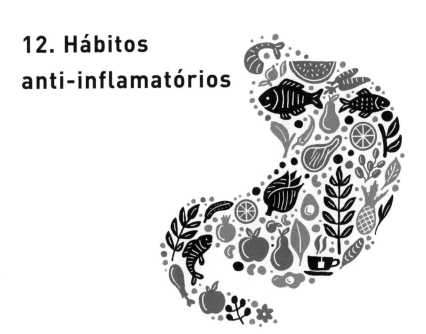

Os alimentos que consumimos são essenciais para a saúde. Com a ajuda deles podemos evitar e reduzir a inflamação crônica. Mas nossos hábitos também são cruciais para isso. Dependendo da forma como cozinhamos, dos nutrientes que acompanham um prato ou mesmo do modo como produzimos os alimentos (como vimos no caso da carne e dos ovos), eles podem nos causar mais ou menos inflamação.

Mesmo que comamos muito bem e que sigamos uma dieta anti-inflamatória, se não mastigarmos o suficiente e comermos com muita frequência, sem dar descanso ao organismo entre as refeições, certamente sofreremos de inflamação. Por isso é muito importante conhecer os hábitos a serem seguidos para nos manter desinflamados.

NÃO COZINHAR OS ALIMENTOS EM EXCESSO

O excesso de cozimento pode ter vários efeitos negativos tanto no valor nutricional dos alimentos quanto em nossa saúde. Muitos nutrientes, como as vitaminas e os minerais, tendem a se decompor ou se perder, pois alguns são muito sensíveis ao calor. Isso acontece com o azeite extravirgem, por isso recomendo sempre cozinhar com a quantidade mínima e depois adicioná-lo cru por cima. Você sabe o motivo pelo qual sempre se recomenda o azeite de oliva extravirgem? Porque ele é extraído a frio, sem ser submetido ao calor, preservando todos os nutrientes. Se o submetemos ao calor, o óleo oxida e perde praticamente todos os benefícios, tornando-se um alimento rico em calorias vazias. Ainda assim, considero-o uma das melhores fontes de gordura para cozinhar.

Outros alimentos que perdem propriedades são as verduras, por isso é sempre recomendável comer pelo menos uma porção crua, por exemplo, em forma de salada ou de palitos *crudités*, como fazemos com cenoura ou pepino, por exemplo.

E, por fim, não posso deixar de citar o ômega-3. Esse ácido graxo é muito sensível ao calor, por isso, é uma boa ideia comer anchovas em salmoura ou em vinagre com saladas ou torradas, aproveitando ao máximo seus benefícios anti-inflamatórios.

Por outro lado, utilizar altas temperaturas para cozinhar também pode gerar compostos químicos nocivos como as acrilamidas, que têm efeito negativo em nossa saúde, e são classificadas como possíveis cancerígenos. Por isso, quando um alimento fica muito torrado e preto, recomendo jogá-lo fora. Na época em que eu morava na casa dos meus pais, quando nossa torrada queimava um pouco, meu pai batia com uma faca e pronto. Porém, mesmo assim as acrilamidas permanecem presentes nos alimentos.

EVITAR PICOS DE GLICOSE

Quando ingerimos um alimento rico em carboidratos, seja um pedaço de pão, um pedaço de fruta ou um produto de confeitaria industrial, experimentamos um aumento da glicose no sangue, determinado pela quantidade e pela qualidade dos carboidratos consumidos. Quanto mais açúcar livre, maior será o aumento da glicose. Como já sabemos, picos de glicose não são benéficos, nem as quedas bruscas que ocorrem como consequência. Essa variação é a maior causa de inflamação e de acúmulo de gordura no corpo.

Algumas frutas, como a banana ou a uva, contêm grande quantidade de frutose, mas por terem fibras e água em sua composição, esse aumento é menor do que se ingerirmos um produto com adição de açúcar. No entanto, há pessoas que têm menos capacidade de evitar aumentos de glicemia, por terem resistência à insulina, diabetes ou inflamação. Enquanto se desinflamam e se recuperam dessas patologias (como já vimos, é possível consegui-lo), podem optar por frutas que contenham menos carboidratos, como mirtilo, morango, framboesa ou romã.

Como mencionado anteriormente, existem muitas estratégias para estabilizar os picos de glicose se acompanharmos os alimentos ricos em carboidratos com gorduras e proteínas de boa qualidade. Essas dicas podem ser seguidas por qualquer pessoa, pois sempre nos beneficiarão e evitarão ou ajudarão a reduzir a inflamação.

NÃO BEBER LÍQUIDOS COM AS REFEIÇÕES

Ingerir qualquer bebida em excesso pouco antes e durante as refeições pode diluir o ácido clorídrico no estômago e piorar a digestão dos alimentos consumidos durante a refeição. Essa hipocloridria pode provocar refluxo gastroesofágico, causando aquela sensação de que a comida está voltando com sabor azedo/ácido. Também pode fazer com que os alimentos cheguem ao intestino sem serem digeridos e acompanhados de parasitas que deveriam ter morrido com o ácido estomacal se não tivesse sido diluído. Desta forma, toda a mistura chega sem ter passado por aquela primeira barreira que faz parte da digestão, e que é de vital importância por estar relacionada com processos pró-inflamatórios e prevalência de permeabilidade intestinal.

Devo dizer também que isso não ocorre com todo mundo, por isso é importante ficarmos de olho e fazermos os exames adequados caso apresentemos sintomas de hipocloridria. Porém, se quisermos ingerir grandes quantidades de líquidos, é melhor fazê-lo meia hora antes de começar a comer ou 1 hora depois.

COMER COM CALMA

Comer com calma é essencial para melhorar a digestão, pois permite que o corpo inicie esse processo de forma adequada. Mastigar devagar e saborear os alimentos nos ajuda a quebrá-los em partículas menores e mais fáceis de digerir, facilitando assim a absorção de nutrientes pelo sistema digestivo e evitando inflamações.

Além disso, nos sentimos mais satisfeitos com menos. Ou seja, comer muito rápido pode nos fazer ignorar os sinais de saciedade, impedindo que o cérebro os perceba e levando-nos a comer em excesso. Sentar-se e desfrutar da comida de forma descontraída, conscientes de cada mordida, reduz o estresse, intimamente relacionado à inflamação. Pode até melhorar a relação que temos com a comida e nos ajudar a evitar a compulsão alimentar, pois seremos capazes de apreciar os benefícios que cada um dos alimentos que ingerimos nos traz, o que nos ajudará a aderir à dieta anti-inflamatória e a torná-la parte dos hábitos saudáveis para toda a vida.

Praticar meditação e respiração guiada pode ajudar a controlar o estresse e a comer de forma mais consciente. Além disso, consultar um psicólogo pode ser uma ótima opção.

MANTER OS NÍVEIS DE VITAMINA D

Hoje, mais de 70% da população tem deficiência de vitamina D e, se não a mantivermos em níveis adequados, estaremos mais predispostos à inflamação. A vitamina D atua como um hormônio e tem uma infinidade de funções, entre as quais:

- Regular o sistema imunológico, pois tem a capacidade de interromper respostas excessivas ou desreguladas quando o sistema imunológico ataca erroneamente as próprias células ou tecidos do corpo, que é o que origina as doenças autoimunes. Por isso, é fundamental que as pessoas com doenças autoimunes mantenham a vitamina D dentro dos parâmetros recomendados (30-60 ng/ml). Além disso, ajuda a prevenir ataques de vírus e patógenos.

- Propriedades anti-inflamatórias, sendo capaz de regular a produção de citocinas inflamatórias (proteínas envolvidas na inflamação) e promover a produção das anti-inflamatórias, fazendo-nos evitar a inflamação excessiva (ou inflamação crônica). Interfere ainda na regeneração da barreira intestinal, prevenindo e tratando a permeabilidade intestinal, que, como dito, causa a maioria das patologias.

- Absorção de cálcio. O cálcio é vital para a formação e manutenção dos ossos e dentes, principalmente e em especial durante a menopausa, quando nossos ossos tendem a enfraquecer, sendo que, em muitos casos, recomenda-se a suplementação de cálcio. Minha recomendação é ficar de olho na vitamina D, pois, na maioria das vezes, ela é a causa da fraqueza. Se não tivermos bons níveis de vitamina D, não haverá absorção de cálcio, e mesmo a suplementação não resolverá o problema. Devemos garantir que os níveis de vitamina D estejam entre 20-100 ng/dl e consumir alimentos ricos em cálcio. Os alimentos anti-inflamatórios ricos em cálcio são os laticínios de cabra ou ovelha, o brócolis, a sardinha, os frutos do mar, a amêndoa, as sementes e a avelã.

- Efeitos positivos na saúde mental. Devido a seu poder anti-inflamatório, regulador do sistema imunológico e regenerador da barreira intestinal, os níveis ideais de vitamina D estão relacionados com um menor risco de sofrer transtornos de humor, como a depressão ou a ansiedade, além de permitir o correto funcionamento do sistema nervoso.

- Regulação hormonal. A vitamina D pode influenciar a produção de todos os hormônios, pois desempenha um papel muito importante na regulação da insulina, melhorando a resistência a ela. É essencial na produção dos hormônios sexuais, por isso é necessária em todos os processos naturais da vida (sua deficiência pode afetar a fertilidade). É realmente importante, entre outras funções, para a tireoide.

- Regulação da função celular em tecidos e órgãos do corpo. A vitamina D regula a proliferação celular, controlando sua reprodução. O controle inadequado pode aumentar a predisposição a doenças como o câncer.

A vitamina D é essencial e necessária para o desempenho das funções vitais. E como podemos saber se temos um déficit? Meu conselho é procurar manter o nível de vitamina D no sangue entre 20-100 ng/dl, e, em caso de doença autoimune, como dito anteriormente, manter entre 30-60 ng/ml. É verdade que é uma vitamina lipossolúvel e que, em doses muito elevadas, pode ser tóxica. Por isso, é importante medi-la pelo menos duas vezes por ano nos exames de rotina. Quando sofremos de inflamação crônica, é essencial que se encontre em níveis ideais no sangue para nos ajudar a reduzi-la e a nos recuperarmos de possíveis patologias. Então, como podemos mantê-la em níveis ideais?

A principal fonte de vitamina D é o sol. Claro, existem alimentos que a contêm naturalmente, como o óleo de fígado de bacalhau, os laticínios e os ovos, mas é muito difícil obtê-la através deles, pois, para tê-la em quantidade suficiente, o animal precisaria tomar sol e ter níveis estáveis de vitamina D, e, embora o óleo de fígado de bacalhau possa ser o mais eficaz e seja frequentemente usado como suplemento natural para esta vitamina lipossolúvel, é um processo mais difícil. Recomendo sempre tentar obtê-la do sol, que é a melhor fonte, e não devemos perder a capacidade de sintetizá-la, como temos feito durante toda a vida.

O déficit de vitamina D é grande devido à maneira como vivemos e comemos. O problema é que não vivemos mais como antes. Nossos ancestrais estavam muito expostos à luz solar, enquanto hoje vamos de casa para o carro, do carro para o trabalho e voltamos para casa quase sem nos expormos ao sol. Sem falar do medo que temos dele. É verdade que é fácil ler e ouvir que o sol é cancerígeno, que mancha a pele e que provoca rugas. Durante toda a leitura derrubamos vários mitos, por isso já não será surpresa ler que se trata de mais um, não é mesmo? Torrar ao sol não faz bem, pode causar melanomas, manchas e rugas, mas não se expor a ele aumenta muito a predisposição a sofrer qualquer tipo de doença de pele ou câncer, inclusive o melanoma. Esquecemos que o sol é necessário para viver, e precisamos nos expor a ele por pelo menos 20 minutos por dia (sem proteção, mas cuidando para que a pele não fique vermelha e evitando os horários centrais do dia); mesmo quando encoberto pelas nuvens, os raios penetram na pele, e somos capazes de captar sua luz e sintetizar a vitamina D. Além disso, regula os ritmos circadianos e ajuda na produção de melatonina, entre outras funções. Por outro lado, a forma como nos alimentamos e a inflamação que temos no corpo não colaboram na síntese da vitamina D, por isso seguir uma dieta anti-inflamatória pode ser um ponto a favor.

Outra coisa que pode estar impedindo a sintetização da vitamina D são os baixos níveis de magnésio, por isso, é importante consumir alimentos ricos nesse mineral, como abacate, oleaginosas e cacau, ou buscar a suplementação com bisglicinato de magnésio caso não consigamos os níveis necessários.

Se, mesmo seguindo essas recomendações, os níveis de vitamina D no sangue permanecerem baixos, deve-se considerar a suplementação, desde que os requisitos para isso sejam atendidos, e sob a avaliação de um profissional. Quem sofre de doenças autoimunes certamente precisa recorrer à suplementação, pois atingir níveis de 30-60 ng/ml é complicado nesses casos. A suplementação de vitamina D mais natural é a partir da vitamina D3. Uma quantidade ideal para nos mantermos estáveis é 400-600 UI; mas, caso haja déficit, costumo trabalhar com doses maiores de 1.000 UI ou até 2.000 UI. Em caso de doenças autoimunes, sempre adiciono vitamina K2 para prevenir calcificações e solicito previamente um exame de sangue para avaliar o PTH (hormônio responsável por regular os níveis de cálcio e fósforo no sangue), o cálcio na urina, o cálcio sérico e a vitamina D sérica, entre outros valores.

DESCANSAR

Não me canso de repetir que uma boa noite de sono é vital para nos mantermos desinflamados. Comer de forma saudável, não jantar muito tarde, expor-nos à luz do sol, principalmente observando o amanhecer e o entardecer, evitar o excesso de exposição à luz azul emitida por celulares, televisão, luzes artificiais ou o uso do computador antes de dormir, praticar exercícios durante o dia e controlar o estresse são hábitos essenciais para um bom descanso. Além disso, o magnésio também pode ser um aliado no combate à insônia. No caso da suplementação de magnésio, o ideal é tomá-la meia hora antes de dormir, pois ele ajuda na produção de melatonina, o conhecido hormônio do sono.

PRATICAR EXERCÍCIOS DE FORÇA E CÁRDIO

Outra coisa que recomendo firmemente é a prática de exercícios. Pelo menos devemos evitar o sedentarismo, pois levar uma vida ativa nos ajuda tanto no aspecto mental quanto no físico. Praticar exercícios nos faz liberar endorfinas, substâncias químicas que atuam como anti-inflamatório natural e geram sensações positivas, melhorando o humor e aumentando nossa motivação.

Podemos começar caminhando e, aos poucos, acrescentar algo mais. O ideal é incorporar também exercícios de força, pois são essenciais para o desenvolvimento muscular, o aumento do metabolismo, a saúde óssea e, claro, para reduzir a inflamação. Além do mais, tanto a prática de exercício físico como o aumento da massa muscular nos ajudam a melhorar a sensibilidade à insulina, a controlar o açúcar no sangue e a reduzir a gordura corporal. Como sabemos, o músculo é um grande reservatório de glicose, assim como o fígado. Se não houver massa muscular suficiente, mais glicose se acumulará em forma de gordura.

FAZER AS PAUSAS METABÓLICAS DE QUE O FÍGADO PRECISA

Nossos ancestrais comiam de acordo com o que a natureza lhes proporcionava e com o que conseguiam caçar a cada semana. Em contrapartida, hoje em dia, com tanta disponibilidade de alimentos, comemos demais. E não estou me referindo à quantidade de comida, mas sim à frequência.

> O fígado é o órgão mais saturado do corpo.

O fígado é um dos órgãos que acumula mais funções e, mesmo assim, é capaz de desempenhá-las corretamente. O problema é que cada vez lhe damos mais trabalho, e ele acaba ficando saturado e começa a dar problemas. Imagine que em nosso local de trabalho estamos habituados a trabalhar 8 horas por dia e que, a cada semana, precisamos trabalhar uma hora a mais, chegando a trabalhar 12 horas por dia sem descanso e sem ajuda. Vou dizer o que aconteceria:

acabaríamos ficando estressados, saturados e nosso desempenho diminuiria. Isso é o que acontece com o fígado. Devido à saturação, ele pode deixar de executar as funções que consegue realizar sem problemas quando se encontra em ótimo estado.

Além de produzir a bile, essencial para a digestão das gorduras, o fígado regula os níveis de glicose no sangue armazenando glicose em forma de glicogênio e, quando esta se encontra baixa no sangue, a libera aos poucos; atua como um depósito de glicose para quando precisamos, assim como os músculos, e também como depósito para algumas vitaminas como A, D, E e K; transforma os aminoácidos provenientes das proteínas em proteínas plasmáticas, que nos ajudam a regular a coagulação sanguínea e o transporte de nutrientes; transforma os ácidos graxos em lipoproteínas, para nos ajudar a transportar gorduras; e, como se não bastasse, é o principal órgão na desintoxicação do corpo, pois filtra e elimina substâncias tóxicas e resíduos da corrente sanguínea, incluindo medicamentos, produtos químicos, álcool etc. Nesse processo, transforma essas substâncias em outras menos tóxicas e as torna solúveis em água, permitindo excretá-las na urina ou na bile.

Por acumular tantas funções, muitas vezes, quando sobrecarregado, pode ficar saturado, resultando em estresse hepático ou em acúmulo de toxinas.

Estresse hepático

Se o fígado estiver constantemente ocupado com uma de suas funções e não tiver tempo para as outras, ficará estressado, o que resultará em menos energia e recursos para outras funções metabólicas importantes. Alguns sinais de que nosso fígado está estressado são as transaminases elevadas no sangue, quando nos dizem que temos fígado gorduroso ou hepatite, quando nossa resistência à insulina aumenta ou quando sofremos de problemas hormonais.

Acúmulo de toxinas

Se o fígado não for capaz de processar de maneira eficaz todas as toxinas que chegam até ele, elas podem se acumular no organismo, dando origem a uma carga tóxica generalizada e gerando problemas de saúde como inflamação crônica, alergias, intolerâncias, doenças autoimunes e outros distúrbios.

E quais fatores influenciam a saturação do fígado e quadros como estresse hepático ou acúmulo de toxinas? Muitas coisas podem causar isso, por exemplo:

- Consumo excessivo de álcool. Por isso, quando é observado um parâmetro alterado num exame relacionado ao fígado, o médico sempre pergunta se o consumo de álcool é frequente.

- Permeabilidade intestinal. Quando abertas, as barreiras intestinais fazem com que toxinas, alimentos não digeridos e bactérias passem para o sangue. Como consequência, serão transportados diretamente para o fígado, onde serão neutralizados e eliminados. É claro que o fígado não conta com esse trabalho e pode ficar saturado.

- Consumo de produtos inflamatórios e de difícil digestão. Isso torna a digestão mais longa, reduzindo o tempo para realizar a função de desintoxicação. Também pode levar a uma inflamação crônica.

- Inflamação crônica. Pode prejudicar diferentes órgãos do corpo ao longo do tempo, fazendo-os perder a capacidade de desempenhar suas funções de forma otimizada. O fígado, por desempenhar tantas funções importantes, é um dos primeiros a mostrar sinais.

- Comer com muita frequência. Ao não deixar intervalo entre as refeições, o fígado consegue se concentrar apenas nas digestões e deixa de lado outras funções essenciais.

- Superexposição a desreguladores endócrinos. Isso fará com que o fígado tenha que filtrar muito mais, aumentando sua carga de trabalho e, em consequência, o estresse hepático. No capítulo 1 falamos sobre os fatores que nos causam inflamação, e um dos fatores mencionados foi a superexposição às toxinas (desreguladores endócrinos). Encerramos a seção com esta frase: "O problema é que nos expomos demais a elas, e, ao mesmo tempo, devido à alimentação que adotamos e ao excesso de digestões que fazemos, nossos órgãos perdem a capacidade de eliminá-las corretamente". Agora podemos compreender isso e perceber que, num ambiente onde o corpo funciona perfeitamente, esses desreguladores não deveriam nos prejudicar. O problema é que estamos cada vez mais inflamados, o organismo não funciona tão bem como deveria e, como se não bastasse, aumentamos nossa exposição a disruptores (por comodidade, modernidade ou qualquer outra razão que desconheço) e temos cada vez mais contato com eles, o que piora a resposta do corpo, deixando-nos mais inflamados. Mais uma serpente mordendo a própria cauda.

Existem muitas estratégias para dar um descanso ao fígado e livrá-lo do estresse hepático:

- Eliminar alimentos pró-inflamatórios e incluir alimentos nutritivos e anti-inflamatórios (verifique os capítulos 10 e 11).
- Reduzir a exposição a toxinas como álcool, cigarro e desreguladores endócrinos (no capítulo 1 você encontra algumas dicas).
- Fortalecer as vias de desintoxicação. Isso dará ao fígado muito mais espaço para realizar outras funções importantes. E, para isso, recomendo alguns padrões, como:
  - Jejuar por pelo menos 12 horas desde a última refeição do dia até a primeira refeição do dia seguinte. Ou seja, se terminarmos de jantar às 8 horas da noite, só tomaremos o café da manhã às 8 horas da manhã do dia seguinte. Durante esse período realizaremos uma limpeza noturna necessária para manter os órgãos em bom estado.
  - Fazer um intervalo de pelo menos 4 ou 5 horas entre uma refeição e outra. Isso permite que o corpo faça uma digestão correta e não sobrecarregue os órgãos que fazem parte desse processo, como é o caso do fígado.
  - Dormir o suficiente. É essencial para o corpo recuperar e regenerar os danos celulares.
  - Praticar exercícios. A atividade física nos ajuda a eliminar toxinas e a ativar o metabolismo.
  - Beber água. O ideal seria em média 1 litro e meio, embora isso dependa de cada pessoa. É essencial permitir que as toxinas sejam eliminadas através da pele por meio do suor ou da urina.

- Aumentar o consumo de antioxidantes. Eles nos ajudam a proteger as células dos danos causados pelos radicais livres, evitando o estresse oxidativo. Alimentos ricos em vitamina C, vitamina E, selênio e zinco podem nos ajudar, como frutas vermelhas, castanha-do-pará, azeite de oliva extravirgem e moluscos.

- Consumir infusões de ervas colagogas como cardo-mariano, dente-de-leão, boldo ou cúrcuma, que podem ajudar no processo de desintoxicação.

- Alguns suplementos como a N-acetilcisteína (NAC) também podem ajudar o fígado. Mas a suplementação deve ser sempre prescrita por um profissional.

O JEJUM INTERMITENTE

Já falamos sobre o jejum, principalmente o noturno, fundamental para ativar o complexo motor migratório, nosso sistema natural de limpeza. Esse complexo consiste numa atividade cíclica que ocorre no intestino e no estômago quando não há alimento, eliminando os restos de comida e reduzindo o acúmulo de bactérias, sendo fundamental para evitar o SCBID. Essa limpeza cessa quando ingerimos algum alimento, até mesmo um copo de leite. Muitos pacientes me perguntam se podem tomar um copo de leite antes de dormir, e minha resposta é sempre negativa. Recomendo optar por uma infusão, que não anula essa limpeza tão benéfica do próprio corpo. Além das infusões, também não quebram o jejum o café preto, o chá e a água, com ou sem gás.

Como podemos ver, jejuar por pelo menos 12 horas é benéfico para o corpo, mas e quanto a jejuar por mais horas? Em geral, também é benéfico, porque podemos aumentar as horas aos poucos até chegar a um jejum de 16 a 18 horas, o que consideramos jejum intermitente. É um hábito benéfico, pois ainda estaremos dando mais descanso ao corpo e isso está relacionado a:

- Melhorar a sensibilidade à insulina, pois o corpo pode usar a glicose com mais eficiência, o que melhorará nosso humor e ansiedade em relação à comida. Além disso, constatou-se que o jejum intermitente pode influenciar a regulação de hormônios como a grelina e a leptina, ajudando a aumentar a percepção de saciedade e a reduzir o desejo por alimentos altamente palatáveis ou de sabor muito intenso.

- Estimular a autofagia, processo no qual as células eliminam componentes danificados ou indesejados. A autofagia está relacionada a uma maior saúde celular, menor inflamação e maior longevidade.

- Reduzir o estresse oxidativo causado pelo desequilíbrio entre radicais livres e antioxidantes, que ao mesmo tempo está associado à inflamação crônica.

- Melhorar a função cognitiva e aumentar a proteção contra doenças neurodegenerativas. Notaremos menos nevoeiro mental e maior concentração.

- Favorecer a perda de gordura, utilizando-a como fonte de energia por ter esgotado as reservas de glicose.

É verdade que acima de 12 horas se considera jejum intermitente. Mas os benefícios citados geralmente são sentidos a partir de 16 horas de jejum. É preciso levar em consideração que esses efeitos podem variar de pessoa para pessoa, e que nem todos têm que se sair bem. Meu conselho é experimentar aos poucos, fazendo uma adaptação progressiva. Ou seja, começando por atingir as 12 horas e ir aumentando com o tempo e ouvindo os sinais que o corpo envia. É importante que esse processo não cause estresse ou ansiedade, pois o que ganhamos por um lado perderemos pelo outro.

Nunca recomendo fazer jejum intermitente por tempo determinado, reduzindo com ele as quantidades ou ingestões, apenas com o objetivo de perder peso. Se fizermos isso, com certeza, quando pararmos e voltarmos a comer como antes, recuperaremos os quilos perdidos. Além disso, quando o fazemos com esse objetivo, tendemos a passar fome e a não consumir os nutrientes diários de que precisamos, o que gera ansiedade. Como já mencionado muitas vezes, essa não será uma perda de peso eficaz. Por outro lado, se o fizermos da melhor forma e orientados por um nutricionista e, ainda, com o objetivo de obter outros benefícios, observando durante o processo o bem-estar que sentimos, vamos valorizá-lo e implementá-lo como um hábito extra a longo prazo.

De forma geral, podemos dizer que o jejum intermitente é um hábito saudável, desde que mantenhamos uma alimentação saudável e rica em nutrientes básicos. É um passo a mais, ou seja, primeiro devemos ter certeza de que estamos nos alimentando corretamente para que possamos começar a aplicar outras ações que ajudem, como o jejum ou a limpeza hepática.

> **LEMBRE-SE:**
>
> Mesmo que a alimentação seja anti-inflamatória, é fundamental acompanhá-la de hábitos saudáveis para potencializar seus efeitos.
>
> A forma como cozinhamos os alimentos, os nutrientes que os acompanham e o intervalo entre as refeições são importantes para nos manter mais saudáveis e atingir objetivos físicos e de saúde.
>
> Hábitos como o jejum intermitente, o bom descanso, o contato com a natureza e a prática de exercícios físicos podem ajudar a conquistar grandes mudanças.

Receitas anti-inflamatórias

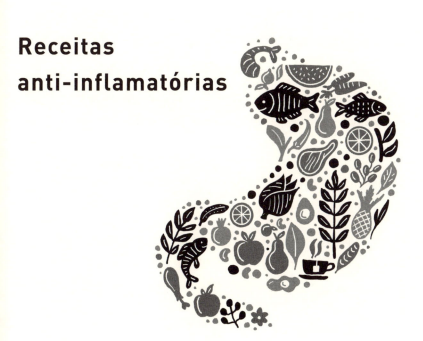

ANCHOVAS EM VINAGRE

Tempo de preparo

+ congelamento e descanso

Conservação

1 semana na geladeira

Ingredientes

anchovas
de vinagre de maçã não
dentes de alho ou alho em pó
fresca a gosto
de oliva extravirgem
arinho grosso

A anchova é um dos peixes mais nutritivos, junto com a sardinha. Já sabemos que contém uma grande quantidade de ômega-3 de boa qualidade e, além disso, tende sempre a ser selvagem. Prepará-las em vinagre permite que o ômega-3 seja mais bem absorvido e que atue como um anti-inflamatório natural.

• **Modo de preparo** •

1. Descarte a cabeça da anchova, retire a espinha central e separe em duas metades. Se você comprar as anchovas limpas na peixaria, evitará essa etapa.

2. Uma vez separados, lave cada filé com água, seque-os com papel-toalha e coloque-os lado a lado num prato fundo.

3. Cubra com água fria e alguns cubos de gelo, e deixe-os na geladeira por 2 horas para sangrar e branquear. Passado esse tempo, enxágue e seque os filés com papel-toalha novamente.

4. Faça camadas de anchovas num recipiente de vidro. Coloque a primeira camada com a pele voltada para cima, cubra com vinagre de maçã e sal marinho, e repita a operação. Reserve na geladeira por um dia até ficarem brancos.

5. Congele por 72 horas no próprio vinagre. Caso tenham vindo congelados, essa etapa não será necessária.

6. Descongele os filés na geladeira para não quebrar a cadeia de frio, lave novamente, seque com papel-toalha e arrume ordenadamente no prato em que for servir.

7. Acrescente um bom fio de azeite de oliva extravirgem por cima, salsinha fresca picada e 2 ou 3 dentes de alho picado ou alho em pó.

DICA

É possível congelar uma grande quantidade e ir descongelando a cada semana conforme a necessidade. Adoro comê-las no café da manhã com pão de trigo-sarraceno, tomate, abacate, azeite de oliva extravirgem e manjericão em pó.

CALDO DE OSSOS COM COZIMENTO LENTO

Tempo de preparo

+ 24-48 horas de cozimento

Conservação

3 dias na geladeira

Ingredientes

- litros de água
- ossos bovinos (ossobuco e
- elinha suína salgada
- a de porco (embora possa dar sto muito forte ao caldo, é uma fonte de colágeno)
- aça de frango ou de peru
- galinha ou de peru
- de frango ou de peru
- nal)
- las
- uras
- -poró
- a de aipo
- e de alho
- de louro
- eres de sopa de vinagre de não filtrado (ajuda a extrair os ntes dos ossos do caldo)
- er de sopa de tomilho ou n
- er de café de cúrcuma
- nho de salsa
- er de café de gengibre em pó
- itada de cardamomo
- arinho

Esse caldo é uma bomba de nutrientes, e deve ser aproveitado pelos benefícios que traz. Atua como um anti-inflamatório natural e é uma ótima fonte de colágeno. É importante variarmos os ossos de diferentes animais alimentados com capim e criados em liberdade. Além disso, o cozimento deve durar pelo menos 24 horas para poder extrair aos poucos todos os nutrientes dos ossos e garantir que permaneçam no caldo.

• Modo de preparo •

1. Cozinhe lentamente os ossos junto com os temperos, o vinagre e a água por 6 ou 7 horas (em caso de fogão vitrocerâmico ou de indução, ajuste para 3-4 horas, dependendo da potência). Retire a espuma caso não goste do caldo com muita gordura.

2. Decorrido o tempo, acrescente os legumes em pedaços grandes e o peito em cubinhos, caso deseje incluí-lo.
3. Cozinhe por mais 18 ou 20 horas e acerte o sal ao final.

> **DICAS**
>
> Deixe o caldo esfriar até a gordura se solidificar, formando uma camada branca que possa ser retirada, caso lhe faça mal ou não goste da sensação dela. O caldo pode gelatinizar, mas isso não é ruim, pelo contrário, significa que contém muito colágeno concentrado.
>
> Diluía o caldo o quanto quiser até se acostumar com o sabor forte, ou adicione outros vegetais como tomate ou couve-lombarda para suavizá-lo ainda mais.
>
> Você pode tomar o caldo com um pouco de limão nas refeições principais ou torná-lo o prato principal, acompanhado de pedaços de carne desfiada, legumes e uma boa salada.
>
> Prepare grandes quantidades para aproveitar o tempo de cozimento e depois congele porções em recipientes de vidro.

PÃO DE AMÊNDOAS

Tempo de preparo

] min + 35 min de forno

Conservação

é 2 dias na geladeira em recipiente hermético

Ingredientes

- de farinha de amêndoas
- psyllium ou linhaça moída
- fermento
- azeite de oliva extravirgem
- de água
- rinho a gosto
- madamente 4 g)

Esse pão de amêndoas sem glúten é anti-inflamatório e não leva farinha. É muito simples de preparar e é ótimo para comer com um hambúrguer, acompanhar refeições ou até mesmo para preparar um sanduíche como almoço. Quando preparado com amêndoas e ovos, é muito nutritivo e dá bastante saciedade, ao contrário de outros pães.

• Modo de preparo •

1. Misture num recipiente a farinha de amêndoas, o psyllium e o fermento.
2. Bata os ovos e, junto com a água, acrescente à mistura. Deixe descansar por alguns minutos.
3. Divida a mistura em duas e modele em formato oval para fazer dois pães redondos.
4. Coloque numa assadeira e pincele com azeite de oliva extravirgem. Asse por 30-35 min a 180 °C, com aquecimento

superior e inferior. Ao tirá-los do forno, eles devem estar douradinhos. Caso não estejam, deixe assar por mais 5 a 10 minutos, ficando de olho para não queimar.

5. Deixe esfriar sobre uma grade e já estão prontos.

DICAS

Você pode adicionar algumas sementes por cima antes de assar para dar um toque diferente.

Também pode congelar as fatias e torrá-las antes de consumir.

BEBIDA PROBIÓTICA

Tempo de preparo

5 min

Conservação

1 semana na geladeira

Ingredientes

- de água ou água com gás
- de limão taiti
- 6 folhas de hortelã ou menta
- colher de sopa de vinagre de maçã o filtrado
- colher de sopa de limão siciliano premido
- mão taiti e hortelã para decorar
- bos de gelo pequenos (opcional)

Certamente, de vez em quando queremos acompanhar as refeições com uma bebida que não seja água, principalmente no verão. Uma bebida saudável é sempre bem-vinda, porque refresca de verdade e não é alcoólica, açucarada ou adoçada. Esta aqui tem uma infinidade de benefícios por conter vinagre de maçã não filtrado: atua como probiótico, reduz os picos de glicose no sangue e acidifica o estômago. Além disso, a hortelã, o limão taiti e o limão siciliano têm propriedades digestivas e antioxidantes.

• **Modo de preparo** •

1. Num recipiente de vidro, adicione a água, o limão cortado em pedaços e as folhas de hortelã.
2. Adicione as colheres de vinagre e limão siciliano e decore com mais algumas

RECEITAS ANTI-INFLAMATÓRIAS | 237

rodelas de limão taiti e folhas de hortelã. Você pode acompanhar com alguns cubinhos de gelo.

> **DICA**
> A quantidade de ingredientes depende do nível de acidez que desejamos. O bom é que sempre podemos corrigir adicionando mais água.

INFUSÃO DE GENGIBRE E CÚRCUMA

Tempo de preparo

10 min

Conservação

Alguns dias na geladeira

Ingredientes

-) ml de água
- co de ½ limão siciliano
- pas de ½ limão siciliano
- atia de gengibre
- atia de cúrcuma
- nela em pau
- nenta-do-reino
- olher de café de mel cru (opcional)

Essa bebida não é milagrosa, mas quando ingerida junto com uma alimentação anti-inflamatória pode nos ajudar no processo. A cúrcuma, o gengibre, a pimenta, a canela e o limão siciliano têm propriedades importantes e, quando combinados, formam uma infusão antioxidante, antimicrobiana, anti-inflamatória e digestiva.

• **Modo de preparo** •

1. Em uma panela, aqueça a água em fogo médio-alto junto com a canela, as raspas de limão siciliano (sem chegar à parte branca), o gengibre e a cúrcuma.
2. Quando começar a ferver, retire do fogo e acrescente o suco de limão siciliano e uma pitada de pimenta-do-reino.
3. Peneire a infusão e acompanhe com uma colher de café de mel.

> **DICA**
> Pode ser bebida gelada. Para isso, antes de adicionar o limão siciliano e a pimenta, peneire a mistura e deixe esfriar. Em seguida, adicione os outros ingredientes e reserve na geladeira até a hora de servir.

DONUTS DE CHOCOLATE

Tempo de preparo

25 min + 15 min de forno

Conservação

3-4 dias na geladeira

Ingredientes (para 12 donuts)

Para a massa

) g de tâmaras com caroço
) g de farinha de amêndoas
ídas
) ml de leite ou bebida de
êndoas
ml de água
vos
olher de sopa de fermento em pó
nela do Ceilão a gosto

Para a cobertura

) ou 200 g de chocolate (mais de
% de cacau)
olher de sopa de óleo de coco
nsado a frio

É uma das minhas receitas de destaque. Sempre que preciso cozinhar para convidados em casa ou quando há uma festa de aniversário de família, gosto de fazê-los e ver que somem da mesa. São realmente bons e não contêm adição de açúcar ou adoçantes. Além disso, são perfeitos para quando temos vontade de comer doce.

• **Modo de preparo** •

1. Retire os caroços das tâmaras e triture-as junto com a água até formar uma pasta.
2. Misture a pasta com os ingredientes úmidos (leite ou bebida de amêndoa e ovos) e acrescente aos poucos os ingredientes secos (farinha de amêndoa moída, canela e fermento).
3. Despeje a mistura nas formas de donuts.

4. Pré-aqueça o forno a 180 °C, com aquecimento superior e inferior, e leve os donuts ao forno por 15 minutos.

5. Enquanto isso, derreta o chocolate com o óleo de coco em banho-maria e, quando os donuts esfriarem, mergulhe-os nele.

> **DICAS**
>
> Decore-os com pedaços de nozes, coco ralado ou com um pouco de creme de alguma oleaginosa, como castanha-de-caju.
>
> Para que os donuts fiquem crocantes, pode-se resfriá-los na geladeira ou, se for verão, no freezer.

MAIONESE FALSA

Tempo de preparo

+ 10 min de cozimento dos ovos

Conservação

2-3 dias na geladeira

Ingredientes

g de queijo fresco batido ou
rte de cabra ou ovelha
mas cozidas de ovos de galinhas
s
lher de sopa de vinagre de maçã
filtrado
marinho

A maionese é um dos molhos mais versáteis e, na medida do possível, um dos mais saudáveis. A desvantagem é que o óleo utilizado geralmente é o de girassol, que, como vimos, contém grande quantidade de ômega-6, cujo excesso pode causar inflamação. Uma solução é prepará-lo com azeite de oliva extravirgem, mas o problema é que, em muitos casos, a maionese desanda ou seu sabor fica muito intenso. Minha proposta é outra preparação, mais proteica, menos calórica e boa para gestantes.

• Modo de preparo •

1. Numa tigela, bata as gemas com o queijo até formar um molho com textura de maionese.

2. Acrescente a colher de sopa de vinagre de maçã, tempere com um pouco de sal marinho e continue batendo para misturar os sabores.

> **DICAS**
>
> Pode ser usada para fazer salada de maionese, para acompanhar pratos de carne, peixe, temperar saladas...
>
> Você pode usar as claras para completar saladas ou para uma salada de maionese no mesmo dia. Elas não se conservam bem na geladeira depois de retiradas a casca e a gema.

BEBIDA VEGETAL

Tempo de preparo

15 min + tempo de molho

Conservação

3-4 dias na geladeira

Ingredientes

- 1 xícara de água
- 1/2 xícara do vegetal (amêndoa, avelã ou aveia)
- Essência de baunilha (opcional)
- Canela em pó (opcional)
- Cacau em pó (opcional)

Essas bebidas quase não fornecem nutrientes porque contêm principalmente água e uma pequena porcentagem de vegetal. Podem ser uma boa alternativa para quem se sente mal com leite, principalmente se feita em casa.

• Modo de preparo •

1. Aqueça a água e deixe de molho o vegetal que você preferir por pelo menos 4 horas.
2. Decorrido o tempo, bata no liquidificador e peneire com um coador de pano. Acrescente essência de baunilha, canela ou cacau em pó a gosto.

DICAS

A polpa que fica no coador pode ser aproveitada para fazer biscoitos, complementar o iogurte ou para preparar um pão rápido.

Se tiver creme de oleaginosas (amêndoas, castanhas-de-caju, avelãs), o processo fica ainda mais fácil. Basta misturar 2 colheres de sopa com 1 litro de água, bater no liquidificador e pronto.

Se fizer uma grande quantidade, pode congelar sem problemas.

PIZZA DE CENOURA

Tempo de preparo

20 min + 20 min de forno

Conservação

2 dias na geladeira

Ingredientes

- cenouras
- 0 g de queijo de cabra ou de ovelha ralado
- ovo
- Orégano
- Manjericão
- Azeite de oliva extravirgem
- Sal marinho

Como sempre digo, com a alimentação anti-inflamatória você pode comer de tudo. Com esta receita, veremos como fazer uma pizza de forma mais saudável e com verduras. Essa é feita com cenoura, mas podemos substituí-la por abobrinha, brócolis ou couve-flor, entre outras opções.

• Modo de preparo •

1. Descasque, pique e seque as cenouras com um pano. Misture com o ovo, o queijo ralado e temperos a gosto.
2. Espalhe a massa sobre um papel-manteiga, previamente untado com azeite de oliva extravirgem.
3. Pré-aqueça o forno a 180 °C, com aquecimento superior e inferior, e asse por 20 minutos.
4. Adicione os ingredientes que desejar e asse por mais 10 minutos.

> **DICAS**
>
> Gosto de cobrir a massa com tomate-cereja cortado ao meio, presunto cozido com mais de 85% de carne e algumas fatias de queijo de cabra ou de ovelha.
>
> Se fizer a mais, pode comer alguns pedaços no café da manhã do dia seguinte. É muito bom. Parece que fica ainda melhor.

Conclusão

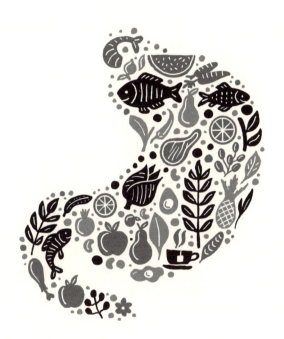

Chegamos ao final do livro. Espero ter encorajado você a estabelecer um hábito saudável para sempre. Que a alimentação anti-inflamatória não seja uma dieta apenas temporária, mas que você a adote como parte da sua vida, tendo plena consciência de seus benefícios.

Saber o que é inflamação, entender suas consequências para a saúde, perceber que praticamente todos sofremos com ela e que podemos reduzi-la por meio de uma alimentação saudável para toda a família, sem necessidade de passar fome, desfrutando da comida e variando os pratos, é algo que nos estimula a tornar isso possível.

Foi assim que eu consegui.

A maioria de meus pacientes começa esse tipo de alimentação com o único objetivo de perder peso. Por isso, ao longo do processo, faço o possível para que avaliem outros fatores que vão melhorando junto com a perda de peso.

- Melhora na atitude (relação intestino-cérebro).
- Menos dores no dia a dia (redução da inflamação).
- Melhores parâmetros nos exames de sangue a longo prazo.
- Melhor organização das refeições, o que reduz o estresse.

- Melhora da composição corporal, ou seja, perda de gordura sem perda (ou tendo aumento) da massa muscular.
- Com uma nutrição melhor, há a sensação de mais saciedade, e os episódios de ansiedade alimentar diminuem.
- Prevenção de patologias crônicas tão comuns hoje em dia.
- Estagnação e redução dos sintomas de certas doenças ou desequilíbrios hormonais, ganhando qualidade de vida.
- Redução do uso crônico de medicamentos.
- Estabelecimento de hábitos saudáveis em casa, ajudando na educação nutricional das crianças.

Se lhe disserem que você vai conseguir realizar todas essas mudanças, e você perceber que elas estão se concretizando com o passar do tempo, garanto que nunca abandonará essa alimentação que ajuda a melhorar sua qualidade de vida.

Se focarmos apenas no número da balança, o principal objetivo será reduzi-lo o mais rápido possível. Nós nos privaremos ao máximo reduzindo quantidades e nos puniremos dia após dia por não sermos perfeitos. Dietas assim vão sempre ser passageiras, porque muitas vezes não vamos nos importar com alguns quilos a mais, e outras vezes nos sentiremos mal por não ter alcançado o objetivo.

Isso nos inflama e nos adoece.

Meu conselho é que você comece com pequenas mudanças o mais rápido possível.

A dieta anti-inflamatória será a medicina do futuro, eu garanto.

Obrigada por ler este livro, de <3.

Agradecimentos

Escrever este livro significou muito para mim. Obrigada…

À minha família, por me transmitir os valores que tenho hoje e por me fazer lutar pelos meus sonhos.

A meu marido, Alberto, por me motivar a continuar quando nem eu mesma acreditava ser possível.

À minha avozinha, por me fazer querer melhorar a cada dia.

À minha equipe da Nutriciónate, por tornar tudo possível.

E, claro, obrigada a todas as pessoas que todos os dias confiam em mim, colocam sua saúde em minhas mãos e seguem meus conselhos.

Graças ao apoio de todos vocês e ao meu esforço, acabei de terminar as últimas linhas do meu projeto.

Este livro foi impresso pela Vozes, em 2025, para
a HarperCollins Brasil. O papel do miolo é
avena 80g/m², e o da capa é cartão 250g/m².